Elisabeth Albrecht / Christel Orth / Heida Schmidt

Hospizpraxis

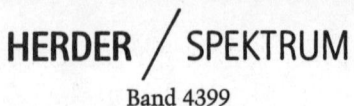

HERDER / SPEKTRUM

Band 4399

Das Buch

Der Hospizbewegung geht es um etwas, was immer mehr Menschen als dringliche Aufgabe sehen: Tod und Sterben aus der sozialen Isolierung zu befreien. Wann immer es geht, sollen Menschen den wichtigen und oft schweren Lebensabschnitt so verbringen können, wie sie es wünschen: selbstverständliche, liebevolle Unterstützung in vertrauter Umgebung, optimale Linderung von Beschwerden, phantasievolles Nutzen der vorhandenen Fähigkeiten, auch im Sterben nicht im Stich gelassen. Immer mehr Menschen engagieren sich ehrenamtlich und auch beruflich für diese elementare menschliche Aufgabe. Dieses Buch ist – aus langjähriger Praxis der Autorinnen in der Weiterbildung von Hospizhelfern erwachsen und orientiert an den immer wieder gestellten Fragen – eine grundsätzliche und gleichzeitig an den praktischen Erfordernissen ausgerichtete Antwort für alle, die sich für Hospizarbeit interessieren. Es zeigt das Besondere der Hospizidee, zeichnet die Prinzipien der Hospizarbeit und schildert die Möglichkeiten und Aufgabenstellungen der Arbeit, wie sie sich im Alltag stellt. Dazu gehören nicht nur praktische Tips für die Pflege und für soziale Hilfen (Grundpflege, Planung und Organisation der Familienpflege etc.), sondern auch medizinische Informationen (z. B. Schmerztherapie). Einen großen Raum nimmt die psychische Situation des Umgangs mit Sterbenden und Trauernden ein. Die Autorinnen helfen einfühlsam, die Sprache Sterbender zu verstehen. So lernen Betroffene, in der existentiellen Krisenzeit des Abschiednehmens aufmerksam und hilfreich miteinander umzugehen. Auch die Frage nach den noch möglichen Freuden des Lebens gehört in diesen Zusammenhang. Hinweise zu Tod, Bestattung und Testament gehen ebenfalls von den immer wieder auftauchenden Problemen aus. Texte zur Selbstreflexion helfen, die eigene Wahrnehmung zu schärfen und wichtige Verhaltensweisen zu vertiefen. Sie runden diese grundlegende Einführung ab – geschrieben von einem erfahrenen Weiterbildungsteam der deutschen Hospizbewegung.

Die Autorinnen

Dr. med. Elisabeth Albrecht, Fachärztin für Innere Medizin, lebt in Heilsbronn; Christel Orth, Dipl. päd. für Erwachsenenbildung, Weiterbildungs- und Öffentlichkeitsarbeit im Christophorus Hospiz Verein e. V., München; Heida Schmidt, Bildungsreferentin beim Christophorus Hospiz Verein e. V., langjährige Erfahrung in der Krankenhausseelsorge.

Elisabeth Albrecht
Christel Orth
Heida Schmidt

Hospizpraxis

Ein Leitfaden für Menschen,
die Sterbenden helfen wollen

Herder

Freiburg · Basel · Wien

Originalveröffentlichung

Alle Rechte vorbehalten – Printed in Germany
© Verlag Herder Freiburg im Breisgau 1995
Satz: Fotosetzerei G. Scheydecker, Freiburg im Breisgau
Druck und Einband: Freiburger Graphische Betriebe 1995
Umschlaggestaltung: Joseph Pölzelbauer
Umschlagmotiv: Edvard Munch, Allee im Schneegestöber
© VG-Bild-Kunst, Bonn 1995
ISBN: 3-451-04399-8

Inhalt

Reinhold Iblacker SJ
gewidmet

Dank

Zu der Entstehung dieses Leitfadens haben zahlreiche Menschen beigetragen, denen wir herzlich danken möchten.

Unser bisheriges Wissen konnten wir nur erwerben dank der Hilfe vieler anderer, von Kranken und Sterbenden, Angehörigen, Kursteilnehmern, Referenten, Experten und besonders unseren Ausbildern im Connecticut Hospice, Branford, USA, St. Gemma's Hospice, Leeds, England, Palliative Care Unit des Royal Victoria Hospital, Montreal, Kanada.

Besonders erwähnen möchten wir die wertvolle Hilfe folgender Personen:

Maria Keresztessy, Kunsttherapeutin, informierte uns über Kunsttherapie, Erika Bodensteiner, Atemtherapeutin, über Atemtherapie, Gerda Kraus über Musiktherapie; Anregungen übernahmen wir auch von Pfarrer Otto Scharfenberger und Hermine Seeger;

Brigitte Hirsch, Roswitha Ebersberger, Ilse Diez, Hospizschwestern des Christophorus-Hospiz-Vereins München, gaben zahlreiche Informationen, besonders für das Sterben zu Hause;

Dr. Andreas Albrecht, Notar, überprüfte die rechtlichen Aussagen;

Sabine Augsten erstellte die Abbildungen;

Daniela Christofori übernahm die Schreibarbeiten;

Dr. Rudolf Walter vom Herder-Verlag regte die Entstehung dieses Büchleins an und ist damit eigentlich der Hauptverursacher.

Elisabeth Albrecht   Christel Orth   Heida Schmidt

Einleitung

Dieses Buch trägt den vielversprechenden Titel „Hospizpraxis". Dies wird hoffentlich nicht mißverstanden; es geht uns, den Autorinnen, nicht darum, umfassend die Tätigkeit von Hospizen darzustellen. Wir drücken mit diesem Titel aus, daß wir aus der Hospizperspektive schreiben. Wir sitzen sozusagen im Hospiz und möchten aufgrund unseres persönlichen Hintergrundes weitergeben, was, wie wir glauben, für Menschen wichtig ist, die Sterbende begleiten.

Dabei sind wir ein bißchen stolz darauf, ein Buch im Team erstellt zu haben, das unsere unterschiedlichen Erfahrungen zusammenfaßt, so wie jede Hospizgruppe eben auch als Team arbeitet. Externe Berater ergänzten, was wir als Ärztin, Seelsorgerin und Koordinatorin für Helfer samt Ausbildungs- und Öffentlichkeitsarbeit noch an Informationen benötigten.

Gedacht ist dieser Leitfaden für alle Menschen, die sich um Sterbende kümmern. Gerade der letzte Lebensabschnitt wirft Probleme auf, die uns alle im Innersten berühren, ob wir nun als Professionelle, Angehörige, Freunde oder Helfer am Sterbebett stehen. Auch beim professionellen Personal hat die zunehmende Bereichstrennung, etwa von stationärem und häuslichem Bereich, dazu geführt, daß das Wissen über Sterbebegleitung nur auf das eigene berufliche Umfeld begrenzt bleibt. Den Inhalt dieses Buches bilden also Informationen, spezialisiert auf die Sterbesituation, aber allgemein gehalten dort, wo es um die berufliche Zuordnung der Helfenden geht. Berufliches Fachwissen ist nur angedeutet, obwohl es einen wesentlichen Bestandteil von Hospizarbeit darstellt; dies hätte aber unsere Möglichkeiten überschritten und den Rahmen eines Leitfadens gesprengt.

Bei der Zusammenstellung der Themenbereiche konnten wir auf eine langjährige Seminartätigkeit zurückgreifen, in der mit Interessierten, Laien und Professionellen die Bereiche Sterben, Tod und Trauer betrachtet werden. Das, was immer wieder auf Interesse stieß, möchten wir hier in schriftlicher Form präsentieren. Dabei wurde uns bewußt, wie schnell wir bei der schriftlichen Weitergabe an unsere Grenzen geraten: Vieles läßt sich nur im Gespräch erarbeiten, gerade wenn es darum geht, eigene Einstellungen zu hinterfragen. Wir haben einige Literaturstellen zur Reflexion eingearbeitet, empfehlen jedoch sehr, den Austausch mit anderen zu suchen, am besten in einem Kurs über diese Thematik.

Zu vielen Themen, die wir angeschnitten haben, gibt es hervorragende Bücher. Unser Anliegen war es, sie von einer ausgesprochen praktischen Seite her zu ergänzen. Bücher, die wichtige Hilfen in unserer eigenen Beschäftigung mit den Themen Sterben, Tod und Trauer waren oder sind, haben wir in den Literaturhinweisen aufgeführt. Wir empfehlen ihre Lektüre.

Wir würden uns freuen, wenn auch Sie, liebe Leserinnen und Leser, uns Lektüreerfahrungen nennen, die Sie als Bereicherung empfunden haben, und uns mitteilen, in welcher Situation oder in welcher Hinsicht sie hilfreich waren.

Wir freuen uns auch über Mitteilungen Ihrer eigenen Erfahrungen in der Begleitung sterbender und trauernder Menschen. Was wir an konkreten Hilfen und Hilfsmitteln von Ihnen lernen, verbessert unsere Erfahrungen und wird von uns wiederum an betroffene Menschen weitergegeben.

Im sozialen Bereich sind weit mehr Frauen als Männer engagiert. Dennoch haben wir in unseren Texten die männliche Personenbezeichnung gewählt, da eine Doppelbezeichnung bzw. das Anhängen der Silbe „in" den Lesefluß stören würde.

Elisabeth Albrecht   Christel Orth   Heida Schmidt

Kontaktadresse: Christophorus Hospiz Verein e. V.
Rotkreuzplatz 2a
80634 München

Was ist Hospiz?

Die Entwicklung zum modernen Hospizkonzept

Zum Begriff Hospiz assoziieren die meisten von uns eine christliche Herberge, sei es als Seefahrer-Hospiz am Meer oder als eines der vielen Hospize an Alpenübergängen, wie sie im Mittelalter als Schutz für Pilger entstanden sind. Hospize gab es also bereits historisch in den verschiedensten Ausprägungen. Die Bezeichnung geht zurück auf den lateinischen Ausdruck hospitium, Gastfreundschaft, Herberge; aus demselben Ursprung entwickelte sich auch das Wort Hospital.

Um die Jahrhundertwende richtete ein irischer Orden, die Schwestern der Nächstenliebe, zunächst in Dublin und dann in London Hospize ein, die diejenigen sterbenden Menschen aufnahmen und pflegten, die keine andere Möglichkeit der Betreuung mehr hatten. Dies waren die ersten Hospize, die sich auf Sterbebegleitung konzentrierten; anzumerken bleibt, daß wohl seit dem Mittelalter alle Hospize, die sich um Kranke kümmerten, ganz selbstverständlich auch Sterbende betreuten.

Eine inhaltliche Wandlung erfuhr der Begriff Hospiz durch die englische Krankenschwester, Sozialarbeiterin und Ärztin Cicely Saunders. Während ihrer Arbeit als Sozialarbeiterin erkannte sie, wie inadäquat Sterbende in den Krankenhäusern betreut wurden. Gemeinsam mit den Betroffenen begann sie darüber nachzudenken, was geändert werden könnte. Zunächst studierte sie Medizin, beschäftigte sich mit Schmerzforschung und war unter anderem auch in einem Londoner Hospiz der Schwestern der Nächstenliebe tätig. Nach jahrzehntelanger Vorbereitung eröffnete sie dann 1967 das Hospiz St. Christopher's in London und stellte damit ihr modernes

Hospizkonzept vor. Neu waren weder der Name noch die Idee der Sterbebegleitung, sondern die Ergänzung der bisherigen Sterbebegleitung durch wissenschaftlich fundiertes Fachwissen, insbesondere im medizinischen Sektor. Großer Wert wurde von Anfang an darauf gelegt, Sterben zu Hause wieder zu ermöglichen, also gerade nicht eine neue Institution für das Sterben einzuführen, sondern ein flexibles Konzept, von dem Sterbende überall profitieren können, zu Hause genauso wie in einem Pflegeheim oder Krankenhaus.

Dieses moderne Hospizkonzept verbreitete sich außerordentlich rasch in den angloamerikanischen Ländern, etwas später in den anderen Industrienationen, nun auch in Entwicklungsländern. Es hat sich dabei gezeigt, daß bei allen kulturellen Unterschieden und nötigen Anpassungen die Grundsätze des Hospizkonzeptes überall der Situation Sterbender entgegenkommen.

Das moderne Hospiz gibt nicht vor, die Sterbebegleitung erfunden zu haben, und erklärt auch nicht alle anderen, die sich um Sterbende kümmern, für inkompetent, sondern möchte ergänzen, wo Hilfe nötig ist. Gerade deshalb fällt es schwer, das Konzept zu beschreiben: Es sind keine klaren Abgrenzungen gegenüber der bisher üblichen medizinisch-pflegerischen Betreuung vorgesehen, handelt es sich doch um eine offensive und aktive Sterbebegleitung, die auf dem Bisherigen aufbaut. Viele professionelle Helfer wie Krankenschwestern und Ärzte finden darin die Bestätigung dessen wieder, was sie sich unter Sterbebegleitung schon immer vorgestellt haben, nur leider häufig nicht realisieren können. Dennoch gibt es Kriterien: Ein Hospiz-Team

– hat sich auf kompetente Sterbebegleitung spezialisiert, und zwar von Sterbenden, die an einer fortschreitenden, medizinisch nicht mehr beeinflußbaren Krankheit leiden;
– arbeitet auf der Grundlage einer gemeinsamen inneren Einstellung und
– erfüllt in der Ausführung, je nach Realisierungsform, bestimmte Qualitätskriterien.

Im folgenden werden diese drei Bereiche näher erläutert.

Kompetente Sterbebegleitung

Menschen, bei denen sich das Lebensende abzeichnet, benötigen für ihre vielfältigen Probleme rasche und wirksame Unterstützung. Die folgenden vier Hauptpunkte finden sich, verschieden gewichtet, bei fast allen Betroffenen, und ergeben die Grundzüge für das nötige Betreuungsangebot:

„Ich will nicht leiden!"
Die meisten Krankheiten verursachen Beschwerden, am meisten sind Schmerzen gefürchtet. Zu den momentanen Beschwerden tritt die Angst vor einer weiteren Verschlechterung dazu. Die bedrohliche Zukunft überschattet die vielleicht noch erträgliche Gegenwart.

Das betreuende Team muß sich zunächst darum bemühen, das Leiden in seiner Gesamtheit zu erfassen: Was sind derzeitige tatsächliche Beschwerden? Was sind vorweggenommene Ängste? Wieweit spielen andere als körperliche Probleme eine Rolle, die häufig Beschwerden ganz unbewußt verstärken? Um dies zu erfassen, benötigt man bereits weitreichende Kenntnisse in der Kommunikation: Es ist erstaunlich schwierig, die tatsächlichen Probleme zu erkennen, jedoch liegt darin die Voraussetzung für eine adäquate Sterbebegleitung. Aufgabe des Teams, besonders des Arztes, ist es dann, die körperlichen Beschwerden weitgehend zu dämpfen: Wenn auch die Krankheit nicht mehr beeinflußbar ist, so muß der Betroffene wenigstens nicht unter Beschwerden wie Schmerzen, Atemnot oder Übelkeit leiden. Hier hat sich in Hospizen zunehmend ein Fachwissen herausgebildet, die sogenannte Palliativmedizin (von lateinisch palliare = mit dem Mantel bedecken, lindern), die leider in Deutschland noch wenig bekannt ist. Den Beschwerden und der Angst vor der bedrohlichen, ungewissen Zukunft wird somit durch das Hospiz-Team das Spezialwissen der Palliativmedizin entgegengesetzt: Linderung der Beschwerden mit allen Mitteln, sowie Sicherheit durch kompetente, vorausplanende und jederzeit verfügbare Betreuung.

„Ich will so nicht mehr leben!"

Selbst wenn körperliche Beschwerden erträglich gehalten werden, fällt es schwer, die Abfolge der negativen Seiten des Krankseins auszuhalten: den zunehmenden körperlichen Verfall, die Abhängigkeit von immer mehr Unterstützung bis in den Bereich der eigenen Körperpflege hinein, oft das Ausgeliefert-Sein, aber auch die Rollenveränderung, etwa vom selbständigen Manager bis hin zum Pflegefall in nur wenigen Wochen.

Hier muß der Umgang mit dem Betroffenen, der hauptsächlich von den Pflegenden bestimmt wird, gegensteuern: Der Betroffene bleibt trotz Krankheit Autorität; nur er weiß, was gut für ihn ist. Das betreuende Team steuert seine Fachkompetenz bei. Unbedingt notwendig ist es, aufrichtig miteinander umzugehen. In Hospizen existiert die Frage nicht, ob man dem Patienten die Wahrheit sagt. Vielmehr versuchen die Begleiter, herauszufinden, was er wissen möchte. Er wird auf keinen Fall angelogen. Die schwierigste Aufgabe bei der Betreuung Sterbender besteht darin, ihr Selbstwertgefühl zu stabilisieren, ihnen das so häufige Gefühl zu nehmen, sie würden nur noch zur Last fallen. Gerade Menschen, bei denen bislang nur Leistung, Erfolg, Äußeres gezählt haben, fallen in dieser Phase ihres Lebens in eine tiefe Krise. Hier muß gerade die Art des Umgangs tagtäglich die innere Einstellung der Hospizmitarbeiter zeigen: Jeder Mensch ist wertvoll, so wie er ist, unabhängig von seinem Äußeren oder seiner Leistungsfähigkeit, und jeder Sterbende hat ein Recht auf Unterstützung.

Die meisten Sterbenden bevorzugen die häusliche Geborgenheit, solange auch dort eine adäquate Betreuung gewährleistet ist. Das erleichtert die Kontrolle über das eigene tägliche Leben, läßt eine individuellere Lebensgestaltung zu als in einer stationären Einrichtung. Hospize versuchen, die Betreuung zu Hause zu ermöglichen. Das nötige Fachwissen kann zum Betroffenen gebracht werden; die Angehörigen müssen aber ausreichend unterstützt werden, so daß der Sterbende tatsächlich nicht nur noch zur Last fällt.

Ein besonders wichtiger Bereich in der Hospizarbeit, der so häufig wegen all der Schwierigkeiten beim Umgang mit Sterbenden vergessen wird, liegt darin, tatsächlich Leben bis zuletzt zu ermöglichen. Es werden Fragen aufgeworfen wie: Welche Interessen hat der Betroffene, was würde er jetzt gerne tun? Was ist denn noch gesund? Dieser mit solchen Fragen angerissene Bereich ist so wichtig, daß ihm in diesem Buch ein ganzer Abschnitt gewidmet ist. Hier liegt die besondere Bedeutung von ehrenamtlichen Helfern für Hospize, da Angehörige und professionelle Kräfte oft nicht ausreichend Zeit und Kraft dazu finden.

„Was wird aus den Meinen!"
Während einer Krankheit kann es bereits zu großen Schwierigkeiten für die Familie kommen, etwa wenn die Mutter kleiner Kinder im Sterben liegt, oder wenn der Unterhalt für die Familie nicht mehr gewährleistet ist. Wer für andere verantwortlich ist, kann kaum zur Ruhe kommen, wenn nicht geregelt ist, wie es ohne ihn weitergehen soll. Diese Probleme können im Einzelfall belastender sein als die Krankheit selbst. Deshalb ist es wichtig, mit Sozialarbeitern und andere Beratern eng zusammenzuarbeiten.

Zur Hospiztätigkeit gehört es auch, den Angehörigen des Gestorbenen Begleitung in der Trauerzeit anzubieten.

„Ich habe Angst vor dem Sterben!"
Der nahende Tod überschattet unweigerlich die letzte Lebensphase, selbst wenn der Betroffene vorgibt, nichts davon zu wissen. Sterbebegleitung ist undenkbar, wenn dies nicht ständig berücksichtigt wird.

Wohl alle Sterbenden denken über spirituelle Fragen nach: der Beziehung des Menschen zu einer übergeordneten Kraft, den Sinn der menschlichen Existenz, darüber, ob etwas bzw. was wohl nach dem Tod kommt. Seelsorge im weitgefaßten Sinn, die sich solchen Fragen stellt, ist untrennbar mit Sterbebegleitung verbunden, spirituelle Probleme gehören zum Hospizalltag und verlangen nach kompetenter seelsorglicher Betreuung.

Alle, die mit Sterbenden umgehen, spüren die psychischen Vorgänge, die durch den nahenden Tod ausgelöst werden. Wer erleben durfte, wie es einem Menschen gelingt, mit dieser existentiellen Bedrohung schließlich zurechtzukommen, weiß, wie bereichernd diese Arbeit sein kann.

Grundlage: Die Einstellung zu Sterbenden, zu Tod und Sterben

„Sie sind wichtig, weil Sie eben Sie sind. Sie sind bis zum letzten Augenblick Ihres Lebens wichtig, und wir werden alles tun, damit Sie nicht nur in Frieden sterben, sondern auch leben können bis zuletzt."

Dieser Ausspruch von Cicely Saunders einem Sterbenden gegenüber beinhaltet die oben angedeutete Grundhaltung, auf der Hospizarbeit aufbaut. Alle ehrenamtlichen und professionellen Mitarbeiter teilen diese Ansicht, nur dadurch ist die gemeinsame Arbeit möglich.

Der Tod
wird nicht mehr als Feind betrachtet. Mag die todbringende Krankheit auch als widernatürlich empfunden werden, gerade bei Kindern und jungen Leuten, so ist doch der Tod bei unaufhaltsamer Verschlechterung die natürliche Folge dieser Erkrankung. Er wird weder beschleunigt noch verzögert, sondern als natürliches Ereignis akzeptiert. Nicht mehr die Tatsache, *daß* wir sterben, sondern *wie* wir sterben und bis dahin leben, steht im Mittelpunkt des Interesses.

Die Einstellung zum Tod beinhaltet auch, daß der Tod als etwas akzeptiert wird, das zum Leben gehört, kaum daß man geboren ist. Wenn man ihn also schon nicht vermeiden kann, so sollte man wenigstes so gut wie möglich mit dieser Tatsache umgehen lernen. Solange in unserer Gesellschaft Tod zu den eher „totgeschwiegenen" Themen gehört, werden auch Sterbende erleben, daß sie gemieden werden. Hospize sehen deshalb auch eine Aufgabe darin, den Umgang mit diesen wichtigen Themen in unserer Gesellschaft zu verbessern.

Das Sterben
wird also zugelassen. Ist dies rechtlich überhaupt erlaubt, wenn doch der Arzt verpflichtet ist, Leben zu erhalten? Gerade unter Ärzten kursieren hier unzutreffende Ansichten; deshalb soll im folgenden ausführlicher darauf eingegangen werden.

Hospize beschränken sich ausdrücklich auf die Betreuung von Menschen, bei denen die zum Tode führende Erkrankung eindeutig medizinisch nicht mehr beeinflußbar ist. Wir arbeiten also nicht für Patienten, die nach einem Verkehrsunfall mit unklarer Bewußtlosigkeit auf einer Intensivstation liegen – hier ist es selbstverständlich geboten, alles medizinisch Mögliche zu tun, um Leben zu erhalten. Bei Hospizpatienten handelt es sich in der Regel um Menschen mit unheilbarem Krebs, Aids oder neuromuskulären Erkrankungen; Diagnostik und Krankheitsverlauf bestätigen die Unheilbarkeit und das nahende Ende. Es liegt in der Verantwortung des Arztes im Hospiz, diese Tatsachen eindeutig zu belegen, bevor die Betreuung durch das Hospiz übernommen wird; es wäre genauso falsch, einen Sterbenden mit allen Mitteln am Sterben zu hindern, wie einen Menschen mit potentiell heilbarer Krebserkrankung nicht zu behandeln.

Ein Beispiel aus einer onkologischen Station soll belegen, wie wichtig diese Unterscheidung ist:

Es wurde eine offensichtlich im Sterben liegende 75jährige Patientin als Notfall aufgenommen. Die Frau war begleitet von ihren beiden Töchtern, die wußten, daß die Stationsärztin Hospizerfahrung hatte. Sie baten diese darum, keine lebensverlängernden Maßnahmen einzuleiten, keinerlei aggressive Behandlung mehr vorzunehmen. Es stellte sich heraus, daß in einem anderen Krankenhaus die Diagnose einer Krebsart gestellt worden war, die auf Chemotherapie selbst in fortgeschrittenen Stadien gut anspricht, daß die Patientin dann aus Angst vor der Chemotherapie das Krankenhaus verlassen hatte und nun wegen zunehmender Beschwerden die weitere Betreuung zu Hause nicht mehr möglich war. Die Ärztin wußte, daß unter der in diesem Falle recht verträglichen Chemotherapie die Beschwerden samt Krankheit rasch zurückgehen würden. Es gelang, Töchter und Patientin zu einem Therapieversuch zu überreden, der das erhoffte Resultat zeigte. Später kam die geheilte Patientin zu den Kontrolluntersuchungen, berichtete von den Erfolgen ihrer Töchter, von ihrer endlich durchgeführten Weltreise mit ihrem Lebenspartner. Hier war die aggressive Therapie angebracht gewesen.

Zurück zu den Situationen, in denen eine erzwungene Lebensverlängerung ausschließlich den Sterbeprozeß verlängern würde: Hier hat die neuere Rechtsprechung in Deutschland eindeutig festgestellt (BGHSt 32, 379 f, 1984): „Maßnahmen zur Lebensverlängerung sind nicht schon deswegen unerläßlich, weil sie technisch möglich sind. Angesichts des bisherigen, Grenzen überschreitenden Fortschritts medizinischer Technologie bestimmt nicht die Effizienz der Apparatur, sondern die an der Achtung des Lebens und der Menschenwürde ausgerichtete Einzelfallentscheidung die Grenze ärztlicher Behandlungspflicht."

Wie steht es nun, wenn der Betroffene eine weitere Behandlung ausdrücklich ablehnt? In diesem Fall muß die nicht gewünschte Behandlung unterbleiben, sonst begeht der Arzt eine Straftat, nämlich eine Körperverletzung. Beim Bewußtlosen ist der mutmaßliche Wille des Betroffenen für die weitere Behandlung entscheidend. Hier hat der dritte Strafsenat des Bundesgerichtshofs 1991 ebenfalls klare Worte gefunden, was die Weiterbehandlung eines todkranken, nicht mehr entscheidungsfähigen Patienten ohne Betreuer angeht: „Die Ausschöpfung intensivmedizinischer Technologie ist, wenn sie dem wirklichen oder dem anzunehmenden Patientenwillen widerspricht, rechtswidrig."

Sterben zulassen, wie dies von Hospiz-Teams praktiziert wird, ist also eine ethisch wie rechtlich gebotene Haltung gerade dann, wenn sie im Einklang mit den Wünschen des Sterbenden stehen. Will ein Betroffener dagegen die Lebensverlängerung um jeden Preis, so ist die Betreuung durch das Hospiz nicht sinnvoll.

Realisierungsformen und Betreuungsangebot

Wenn im folgenden die Realisierung von Hospizen erörtert wird, soll damit keinesfalls ausgedrückt werden, daß diese Art der Sterbebetreuung ausschließlich von Hospizgruppen wahrgenommen werden könnte. Tatsächlich arbeiten einige Krankenhausstationen, Altenheime, Sozialstationen und Hausärzte in einer ähnlichen Weise, möglicherweise ohne je von Hospizen gehört zu haben. Eine große Zahl von Sterbenden wird jedoch nicht ausreichend unterstützt; auch fehlen bei uns Zentren, die wie bei jeder Spezialisierung besonderes Können in Palliativmedizin entwickeln und damit drei wichtige Funktionen wahrnehmen würden:
- Betreuung von Sterbenden mit besonders komplexen Problemen, deren Betreuung anderweitig trotz aller Bemühungen nicht zufriedenstellt;
- Weitergabe des Wissens in Palliativmedizin an interessierte Pflegekräfte und Ärzte, besonders an den pflegerischen und medizinischen Nachwuchs;
- Forschungsarbeiten, die das Wissen in Palliativbetreuung erweitern.

Dies soll keine Konkurrenz, sondern eine dringend notwendige Ergänzung zu den bisherigen Einrichtungen im Gesundheitswesen darstellen. Wünschenswert wäre es, wenn das Fachwissen über die speziellen Bedürfnisse Sterbender diesen überall dort entgegengebracht würde, wo sie betreut werden, und dadurch Hospize größtenteils überflüssig werden würden. Bis dahin können wir von ihnen nur profitieren.

23

Die Hospiz-Mitarbeiter

Hospiz ist ein Konzept, keine Institution. Es besteht also, unabhängig von der organisatorischen Realisierungsform, aus einer Gruppe von Mitarbeitern, die den oben aufgeführten Bedürfnissen Sterbender entsprechen.

Es muß die Betreuung gewährleistet sein:
- körperlich (medizinisch-pflegerisch),
- psychisch (Beziehung zu sich selbst, Emotionen etc.),
- spirituell (Beziehung zu Gott, zu einem größeren Ganzen),
- sozial (Rolle innerhalb der Gemeinschaft).

Dies gilt in den ersten drei Bereichen auch für Notsituationen, also rund um die Uhr und an Wochenenden. Es hat sich als sinnvoll herausgestellt, die Kerngruppe aus Arzt, Pflegepersonal, Seelsorger und Sozialarbeiter auf jeden Fall durch ehrenamtliche Helfer zu ergänzen. Physiotherapie, Kunsttherapieformen, Psychologie, Diätberatung sind weitere Bereiche, die das Hospizangebot verbessern.

Derzeit sind nicht in jeder Hospizgruppe alle Berufe der Kerngruppe vertreten. Ein reibungsloseres Arbeiten ist jedoch zu erwarten, wenn tatsächlich im vollständigen Hospiz-Team gearbeitet werden kann, da die einzelnen Mitarbeiter dieselbe Grundeinstellung und ihr jeweiliges fachspezifisches Wissen im Bereich der Palliativbetreuung mitbringen.

Das umfassende Betreuungsangebot

Das Hospizkonzept beinhaltet verschiedene Tätigkeitsebenen, die sich gegenseitig ergänzen:
- Betreuung von Sterbenden und deren Angehörigen,
- Praxisbegleitung der eigenen professionellen und ehrenamtlichen Mitarbeiter (Supervision),
- Beratung und Unterstützung anderer professionell Helfender, die mit Sterbenden arbeiten,
- Enttabuisierung von Sterben und Tod durch Öffentlichkeitsarbeit, Anregungen zur eigenen Auseinandersetzung.

Je nach den personellen Möglichkeiten setzt jede Hospizgruppe ihre Schwerpunkte. Die Praxisbegleitung der eigenen Mitarbeiter ist jedoch dringend zu fordern, um Überlastungen zu vermeiden, die letztlich Abstriche bei der Qualität der Patientenbetreuung nach sich ziehen würden.

Mögliche Organisationsformen

Als ambulantes Hospiz bezeichnet man eine Arbeitsweise, bei der das Hospizteam Sterbende meist zusätzlich zu Hausarzt und Sozialstationen zu Hause mitbetreut. Durch diese Unterstützung gelingt es in über der Hälfte der Fälle, die Situation zu Hause bis zuletzt erträglich zu gestalten, somit Sterben daheim zu ermöglichen.

Im angloamerikanischen Bereich können viele Patienten von Betreuungsdiensten profitieren, die in größeren Krankenhäusern von den einzelnen Stationen beratend hinzugezogen werden können; meist genügt für ein derartiges Betreuungsteam eine kleine Gruppe ärztlicher und pflegerischer Spezialisten. Dieses Team wird gerufen, wenn ein Sterbender auf seiner Station eine besondere Unterstützung benötigt; der Patient wird nicht auf eine andere Station verlegt.

Ein stationäres Hospiz kann freistehend oder an ein Krankenhaus (manchmal Pflegeheim) angeschlossen sein; hat sich eine Station in einem Krankenhaus auf Hospizbetreuung spezialisiert, spricht man auch von Palliativstation.

Immer mehr Hospizgruppen gehen dazu über, Tageshospize einzurichten. Familien haben dadurch die Möglichkeit, einen Tag in der Woche oder auch öfters, den Kranken vom Hospizteam betreuen zu lassen, wobei die unterschiedlichsten Aktivitäten angeboten werden.

Je nach Organisationsform variiert, wer vom Hospiz am meisten profitiert, z. B. beim ambulanten Hospiz Sterbende, deren Angehörige die Pflege zu Hause übernehmen wollen, aber dazu noch zusätzliche Unterstützung benötigen. Das stationäre Hospiz kümmert sich besonders um Sterbende in einer akuten Krisensituation. Deshalb unterscheiden sich die Kriterien, nach denen ein Hospiz bereits bei der Aufnahme dafür Sorge trägt, daß diejenigen Betroffenen betreut werden, auf die das jeweilige Angebot zugeschnitten ist.

Betreuungsangebot in Deutschland

In Deutschland wurde 1983 an der chirurgischen Universitäts-klinik in Köln eine kleine Palliativstation eröffnet, weitere stationäre Einrichtungen folgten in den achtziger Jahren in anderen Städten. Gleichzeitig entstanden, ebenfalls meist in größeren Städten, Hospizinitiativen, die zumeist das Sterben zuhause unterstützen wollen. In den letzten Jahren entstanden aufgrund eines bundesweiten Förderungsprojektes in jedem Bundesland mindestens eine Palliativstation, weitere sind geplant.

Fast alle Initiativen, die in irgend einer Form Patientenbetreuung durchführen, fühlen sich noch als Modell. Es ist also nicht verwunderlich, daß die Zielrichtung und das Angebot der verschiedenen Hospizdienste höchst uneinheitlich sind. Eigene Fachkräfte, die eine Weiterbildung in Palliativbetreuung mitbringen, sind bei wenigen Initiativen zu finden. Dagegen gibt es eine ermutigende Anzahl von ehrenamtlichen Mitarbeitern, die an den meisten Orten inzwischen Schulungsprogramme durchlaufen. Die Erfahrungen dieser ersten Pionierjahre sollten in nächster Zeit ausgewertet und dann Kriterien für das jeweilige Betreuungsangebot, für die Finanzierung und die weitere Einbindung in das bestehende Gesundheitswesen festgelegt werden.

Es bleibt festzuhalten: Hospizgruppen arbeiten nicht gegen, sondern ganz bewußt mit und in Ergänzung zu den bestehenden Einrichtungen des Gesundheitswesens. Die meisten Dienste finanzieren sich in Deutschland über Spenden, für die Betroffenen ist die Betreuung in der Regel kostenlos. Bei den Palliativstationen, die Teil eines Krankenhauses sind, werden die Kosten zum überwiegenden Teil von den Krankenkassen übernommen. Dagegen ist die Kostenerstattung von stationären Hospizen außerhalb von Krankenhäusern sowie von ambulanten Hospizdiensten derzeit noch Gegenstand vielfältiger Verhandlungen mit den Krankenkassen.

Die rasche Entwicklung so vieler unterschiedlicher Aktivitäten gerade in den letzten zehn Jahren ermutigt zu dem Schluß, daß Sterben und Tod auch bei uns aus dem Tabubereich heraustreten können. Wer derzeit Hospizdienste in Anspruch nehmen möchte, muß sich zwar noch genau erkundigen, in welcher Form diese gerade in seiner Gegend angeboten werden. Ein flächendeckendes Netz von professioneller Betreuung ist sicherlich noch nicht aufgebaut, wie es etwa in Großbritannien bereits seit längerem besteht. Jedoch zeigen gerade die vielen ehrenamtlichen Helfenden, daß auch bei uns genügend Idealismus für diese so notwendige Arbeit vorhanden ist.

Kontaktadresse:
Bundesarbeitsgemeinschaft Hospiz und Palliativstationen
Steinweg 54
06110 Halle/Saale
Tel.: 03 45 / 2 03 19 52

Literatur:
Stoddard S., Leben bis zuletzt – Die Hospizbewegung, Piper, München 1989

Saunders C., Hospiz und Begleitung im Schmerz. Wie wir sinnlose Apparatemedizin und einsames Sterben vermeiden können, Herder, Freiburg 1994

Kutzer K., Menschen in Würde sterben lassen – Aspekte gegenwärtiger Rechtsprechung; in: Sterben in Würde, Mainzer Perspektiven, Orientierungen 1, Bischöfliches Ordinariat, Mainz 1995

Lamerton R., Sterbenden Freund sein. Helfen in der letzten Lebensphase. Vorwort von Paul Türks, Freiburg 1991

Teil I:
Sterben, Abschiednehmen und Trauer
als natürliche Vorgänge

Und um ihm (dem Tod) zunächst seine größte Über-
legenheit über uns zu entreißen, laßt uns einen dem
Gewöhnlichen ganz entgegengesetzen Weg einschlagen. Nehmen wir ihm seine Unheimlichkeit, machen
wir ihn uns vertraut, halten wir mit ihm Umgang ...
Michel de Montaigne, 1533–1592

Der moderne Mensch hat es verlernt, Sterben, Tod und Trauer
als etwas Natürliches anzusehen. Selbstverständlich ist uns
allen bewußt, daß Sterben nötig ist, um Platz für die nächsten Generationen zu schaffen, aber kann es natürlich sein,
wenn eine junge Mutter oder gar ein Kind im Sterben liegt?
In diesem Zusammenhang setzten wir „natürlich" mit dem
gleich, was wir normalerweise in diesem Lebensabschnitt erwarten.

Im folgenden Teil soll uns jedoch nicht der Zeitpunkt des
Todes beschäftigen, oder die Frage, ob er gelegen kommt oder
nicht, sondern all das, was als natürlicher Prozeß beobachtet
werden kann, wenn ein Leben sich dem Ende zuneigt, der Tod
eintritt, die Hinterbliebenen trauern. Dabei haben wir, getreu
dem Hospizhintergrund dieses Buches, Situationen vor Augen, in denen eine therapeutisch nicht mehr beeinflußbare,
fortschreitende Erkrankung den Tod herbeiführt, typischerweise eine Krebserkrankung. In dieser Lebensphase laufen
körperliche und psychische Vorgänge ab, die zwar individuell
sehr unterschiedlich ausgeprägt sind, jedoch einigen grund-
sätzlichen Regeln folgen, die es aufzuzeigen gilt. Als gleich-
sam roter Faden wird im folgenden Text immer wieder auf-
gezeigt werden, daß körperliche und psychische Veränderungen untrennbar miteinander verbunden sind und sich gegen-

seitig beeinflussen. Sie können also nur im Zusammenhang miteinander betrachtet werden. Auch das Abschiednehmen des Betroffenen als Teil des Sterbeprozesses und die Trauer der Hinterbliebenen stellen die beiden Seiten der gleichen Münze dar, und wir werden sie daher im Zusammenhang besprechen.

1. Die letzten Wochen

Der Sterbeprozeß

Wann beginnt nun diese Zeit vor dem Tod, die wir als Sterbeprozeß bezeichnen wollen? Man könnte der Meinung sein,
daß jeder von uns letztlich auf seinen Tod hinlebt, wenn auch
unbewußt. Meistens wird man mit der Endlichkeit des eigenen Lebens erst in dem Moment konfrontiert, in dem die Diagnose einer lebensbedrohlichen Erkrankung gestellt wird.
Dies ist für viele Betroffene der Zeitpunkt, an dem sie beginnen, sich bewußt mit der eigenen Endlichkeit auseinanderzusetzen.

Für andere Menschen beginnt die Lebensphase, in der der
nahende Tod bestimmend wird, in dem Moment, in dem sie
körperliche Einschränkungen durch den Erkrankungsprozeß
erleben; ernstgenommen wird die Lebensbedrohung also erst,
wenn sie hautnah erlebt wird.

Im Rahmen unserer Überlegungen sollen die letzten Wochen
vor dem Sterben als Sterbeprozeß verstanden und genauer betrachtet werden, da dies die Zeit ist, in der die Probleme ku-
mulieren, Außenstehende in die Hilfe einbezogen werden und
auch die größte Unsicherheit bei Betroffenen, ihren Angehörigen und Freunden besteht.

Der Sterbeprozeß mit körperlichem Verfall und psychischen
Adaptationsvorgängen kann bei dem einen mehrere Wochen
dauern, bei dem anderen in wenigen Tagen ablaufen. Der
Zusammenhang zwischen Psyche und Körper weist ebenfalls
große Variationen auf; einmal erlebt man, daß ein Mensch
seinen Tod anzunehmen gelernt hat, bevor die körperliche
Verschlechterung überhaupt offensichtlich wird, ein ander-
mal, daß sich ein Betroffener trotz zunehmender Erkrankung
nicht mit seiner Krankheit auseinanderzusetzten scheint, so
daß die psychischen Prozesse zumindest nicht offensichtlich
werden.

Körperlicher Verlauf

Vielfach wird befürchtet, daß der körperliche Verfall unaufhaltsam zu einer länger anhaltenden Bettlägerigkeit führt, vielleicht verbunden mit geistigem Verfall oder wochenlangem Koma. In den Situationen, die wir betrachten, kommt dies selten vor; anders verläuft die Sterbephase etwa bei einem alten Menschen mit einer chronischen Erkrankung (z. B. Arterienverkalkung), durch die viele Vitalfunktionen gleichzeitig allmählich verlöschen. Bei Krebserkrankungen hängt der körperliche Verfall sehr stark von der zugrundeliegenden Krebsart ab; die Fähigkeit zum Denken, die Persönlichkeit, der Wachheitszustand werden nur selten beeinträchtigt, etwa dann, wenn die Erkrankung das zentrale Nervensystem in Mitleidenschaft zieht.

Wichtig ist es, sich immer wieder daran zu erinnern, daß sogar in der Sterbephase Verbesserungen des körperlichen Zustandes zu erreichen sind, auch wenn diese vielleicht nur für kürzere Zeit anhalten. Es ist durchaus möglich, bis kurz vor dem Tod in einem recht guten körperlichen Zustand zu sein und eine äußerst kurze Zeit der körperlichen Verschlechterung zu erleben. Abbildung 1 zeigt einen möglichen Verlauf dieses Sterbeprozesses. Obwohl man den Tod nie genau vorhersagen kann, also auch nicht genau weiß, wo man sich im Sterbeprozeß befindet, ist es doch hilfreich, einen gewissen Anhaltspunkt zu haben, wie weit der Sterbeprozeß fortgeschritten ist. Es ist zum Beispiel zu erwarten, daß sich hinsichtlich der körperlichen Aktivität des Sterbenden folgende Veränderungen einstellen:

Stehen und Gehen,
  Sitzen,
    meist im Bett,
      Schwierigkeiten, einen Gegenstand zu halten,
        Schwierigkeiten beim Schlucken,
          bewußtlos,
            Tod.

Bei der Nahrungsaufnahme ist häufig folgender Verlauf zu beobachten:
Normales Essen,
    zerkleinerte Nahrung (z. B. Brei),
        Trinken bevorzugt,
            schluckweises Trinken,
                keine Nahrung oder Flüssigkeit,
                    Tod.

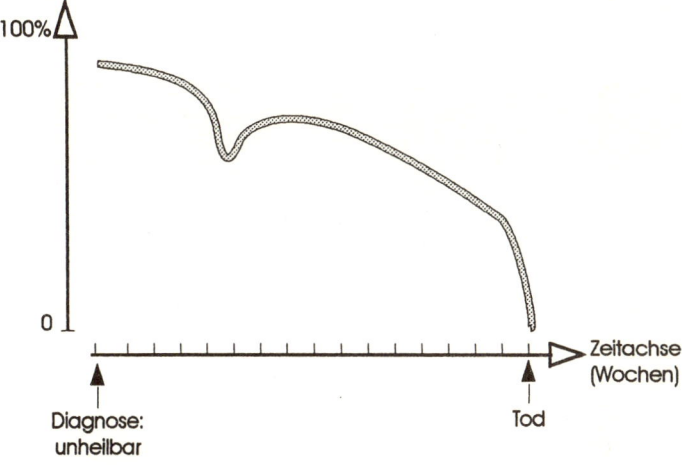

Abb. 1: Der Sterbeprozeß – Beispiel für Veränderungen der körperlichen
        Aktivität

Je weiter der Sterbeprozeß fortschreitet, desto eher treten auch
zusätzliche Erkrankungen auf, z. B. Infektionen, und können
den Sterbeprozeß beschleunigen.

Genauso wie es im früheren Verlauf der Erkrankung wichtig war zu erkennen, wann die Krankheit nicht mehr heilbar
ist, um dann aggressivere Therapien absetzen zu können und
sich auf die Linderung der Beschwerden zu konzentrieren, genauso wichtig ist es nun, die jeweilige Phase des Sterbeprozes-

ses bei der Betreuung des Betroffenen zu berücksichtigen. So ist es in den letzten Wochen durchaus sinnvoll und nötig, aktiv Verbesserungen der Mobilität zu erreichen, was in den letzten Stunden des Lebens selbstverständlich nur noch belastend wäre. Somit muß also, auch wenn der Tod absehbar ist, die Unterstützung des Betroffenen daran orientiert sein, was in dem jeweiligen Moment sinnvoll und nützlich ist.

Psychischer Verlauf

Es ist das Verdienst von Elisabeth Kübler-Ross, den Bereich der psychischen Anpassungsvorgänge ins Bewußtsein gerückt zu haben. Sie hat fünf Phasen beschrieben, die als Reaktion auf eine schlimme Nachricht auftreten:

Verleugnen, Aggressivität, Verhandeln, deprimierte Verstimmung, Annahme.

Diese möglichen Phasen werden allerdings nicht in einer bestimmten Richtung durchlaufen. Deswegen werden wir im folgenden stattdessen die Bezeichnung Zustände oder Gefühle wählen; auch kennt unsere Psyche weit mehr Zustände als nur diese fünf Adaptationsmöglichkeiten. Die Regel ist, daß jeder Betroffene zwischen verschiedenen Zuständen hin- und herschwankt, manchmal mehrfach an einem Tag; in Abbildung 2 soll dies als Gefühlsrad symbolisiert werden, das sich mehr oder weniger schnell dreht, in dem einem oder anderen Zustand zwischendurch verweilt, oder sich in einem Zustand stabilisiert. Man kann also keinen allgemein gültigen Verlauf beschreiben, da es individuelle Reaktionsmuster gibt, die dann für die jeweilige Person auch im Sterbeprozeß bestimmend sind. Wer in seinem ganzem Leben Probleme als nicht existent hingestellt hat, der wird diese Form des Verleugnens wohl auch im Sterbeprozeß vorrangig zeigen. Es ist offenbar kaum möglich, dieses Muster in den letzten Tagen von außen her zu durchbrechen, ohne dem Menschen psychisch zu schaden.

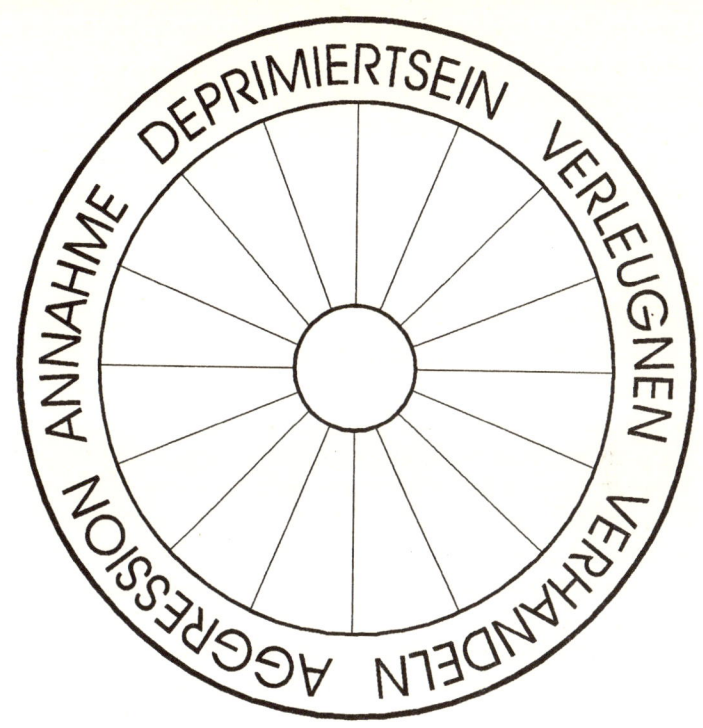

Abb. 2: Das Gefühls-Rad

Wichtig ist also, festzuhalten, daß die psychischen Reaktionen individuellen Grundmustern folgen, die man durch genaueres Nachfragen erahnen kann, danach zum Beispiel, wie früher Verluste verarbeitet wurden. Als Begleiter benötigt man ein hohes Maß an Verständnis für diese unterschiedlichen Reaktionsformen des Sterbenden, für das rasche Wechseln seiner Stimmungen, insbesondere viel Geduld in den Zeiten der Aggressivität. Natürlich können Hilfen von außen die Annahme erleichtern, etwa wenn die äußeren Bedingungen in der Sterbephase so beschaffen sind, daß der Betroffene ohne Schmerzen ist, die Möglichkeit der Aussprache hat, keine größeren Probleme etwa finanzieller oder familiärer Art ihn bedrängen. Er soll den nötigen Freiraum haben, mit seiner schwierigen Situation tatsächlich zurechtzukommen. Gelingt es dem Sterbenden, seinen Tod zu akzeptieren, so ist dies ein Geschenk für alle, die es miterleben dürfen. Ausdrücklich ist davor zu warnen, den Sterbenden durch alle fünf Phasen nach Kübler-Ross erzwungenermaßen führen zu wollen. ·

Es ist immer wieder erstaunlich zu beobachten, daß sterbende Menschen ihren Tod recht bewußt hinauszögern können, etwa dadurch, daß sie einen Geburtstag, eine Hochzeit oder sonst ein wichtiges Ereignis noch erleben möchten. Unsere Befürchtung, daß der Sterbeprozeß nichts anderes beinhalte als Verfall und negative Erlebnisse, bewahrheiten sich in der Regel nicht; gerade das Zusammentreffen von körperlichen und psychischen Vorgängen kann zu unerwarteten Verläufen führen, etwa wenn ein körperlicher Verfall von einer psychischen Stabilisierung begleitet wird, der Gesamtzustand des Betroffenen also nicht unbedingt als niederdrückend empfunden wird. Abbildung 3 zeigt einerseits die körperliche Aktivität, andererseits die Befindlichkeit, also das, was der Betroffene auf die Frage „Wie geht es Ihnen?" als Gesamtbeurteilung antworten würde. Die Diagnose einer unheilbaren Erkrankung, aber auch eine plötzliche Verschlechterung des körperlichen Zustandes, verschlechtern die Befindlichkeit, die Geburt eines Enkels verbessern sie.

Den Gesamtzustand des Betroffenen beeinflussen also sehr viele Faktoren. Zum Abschluß ein Beispiel, das zeigt, wie psychosoziale Umstände einen Tod auch beschleunigen können:

Eine alte Dame, seit kurzem verwitwet und von ihren Angehörigen liebevoll zu Hause versorgt, kommt wegen einer kleineren Erkrankung ins Krankenhaus. Rasch geht es ihr wieder besser, die Entlassung wird vorbereitet. Plötzlich verschlechtert sich ihr Zustand jedoch, sie weint viel, wirkt verwirrt, will nicht mehr essen und trinken; auf Nachfragen äußert sie, daß die Tochter, mit der sie zerstritten ist, sie die Treppe hinuntergeworfen habe. Nach einer Woche stirbt sie.

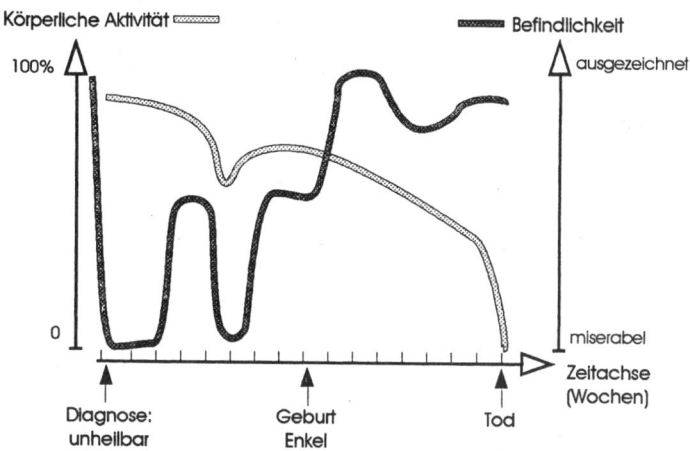

Abb. 3: Der Sterbeprozeß – Beispiel für Veränderung von körperlicher
Aktivität und Befindlichkeit

Dieser völlig unerwartete Verlauf läßt die Angehörigen weiter
nachforschen. Es stellt sich heraus, daß die erwähnte Tochter
sie im Krankenhaus besucht und dabei angekündigt hat, ihr
väterliches Erbteil einzufordern, kaum daß die Mutter wieder
zu Hause ist. Dies hätte große finanzielle Schwierigkeiten bereitet.

Ohne die Tochter für den Tod der Mutter verantwortlich zu
machen (man weiß nicht, ob sich noch eine andere Erkrankung ausgebildet hat), bleibt doch anzumerken, daß diese
Spannungen den Lebenswillen der Patientin nachhaltig geschwächt haben.

Nach dieser Skizze zweier Teilaspekte der letzten Lebenszeit, den körperlichen und psychischen Abläufen, wenden wir
uns nun wieder dem Betroffenen zu, denn wir müssen versuchen, seine Gesamtsituation im Auge zu behalten, um unser Ziel zu verwirklichen, die ihm verbliebene Zeit lebens-
wert gestalten zu helfen.

Die Betroffenen

Der sterbende Mensch steht vor einem ganzen Bündel von Schwierigkeiten, die zu bewältigen sind: Körperliche Beschwerden und die Angst vor Zunahme dieser Beschwerden, Verlust von Funktionen, auch etwa Verlust der Fähigkeit zu arbeiten, existentielle Ängste, die Frage nach dem Sinn des Lebens, der plötzlichen Konfrontation mit der eigenen Endlichkeit.

Dies alles wird verschärft dadurch, daß der Betroffene weiß, daß seine Zeit begrenzt ist, daß er aber eigentlich gerade jetzt leben möchte.

Viele von uns werden einmal in dieser Situation stehen, und wir werden alle Unterstützung dafür benötigen, in der Kürze der Zeit mit derart vielen, komplexen Problemen zurechtzukommen.

Was sollte zur Verfügung stehen?

- Eine kompetende pflegerische und medizinische Betreuung;
- Das Getragenwerden von Menschen, die uns auch bisher im Leben nahestanden;
- Unterstützung im spirituellen Bereich;
- Hilfen bei Problemen in organisatorischer Hinsicht, besonders in Fragen der weiteren Versorgung der Familie, finanzielle Probleme etc.

Meist werden also in dieser Situation viele verschiedene Personen benötigt, die idealerweise untereinander im Kontakt stehen, so daß ein auf die jeweiligen Bedürfnisse zugeschnittenes Betreuungsnetz geknüpft wird. Auch wenn immer nur ein Teil der angegebenen Personen benötigt wird, so zeigt sich doch, daß hier ein recht umfangreiches Team aus verschiedenen Personen entstehen kann.

Der Betroffene hat zwar den körperlichen Verfall vor Augen; es ist jedoch hilfreich, die diffuse Angst vor der Sterbephase durch gezielte Information zu verringern. Von ärztlicher Seite her kann aufgrund der vorliegenden Erkrankung häufig besprochen werden, was an Komplikationen zu erwarten ist. Dabei kann auch differenziert werden, welche Beschwerden behandelbar sind, etwa Schmerzen, Atemnot, Übelkeit, und welche Beschwerden als wenig beeinflußbar akzeptiert werden müssen, z. B. eine zunehmende Schwäche, körperlicher Abbau, zunehmende Müdigkeit, bei Befall des zentralen Nervensystems auch manchmal Veränderungen der Persönlichkeit oder der kognitiven Fähigkeiten.

Der sterbende Mensch steht also vor einer ganzen Reihe von Problemen, Aufgaben und Möglichkeiten:

Er muß mit immer mehr Einschränkungen zurechtkommen; manchmal fällt es ihm schwer zu akzeptieren, immer häufiger auf Hilfe von außen angewiesen zu sein. Vielen Menschen ist es in dieser Situation ein Anliegen, den eigenen Tod gut vorzubereiten, etwa ein Testament zu schreiben, das Grab auszusuchen, sich mit zerstrittenen Familienangehörigen wieder zu versöhnen. Fast alle sterbenden Menschen ziehen ihre Lebensbilanz, lassen das Leben erneut an sich vorbeiziehen, arbeiten sich noch einmal durch schwierige Lebensphasen durch. Auch bei Menschen, die religiös wenig Interesse zeigen, tauchen zutiefst spirituelle Fragen auf:

Was hat mein Leben für einen Sinn?

Hat meine Krankheit einen Sinn?

Gibt es ein Leben nach dem Tod?

Gibt es so etwas wie eine übergeordnete Instanz, die über der sichtbaren Welt wirksam ist?

Schließlich nimmt der Sterbende schrittweise Abschied von der Welt. Zunächst muß er erzwungenermaßen einige Aktivitäten und viele Freunde aufgeben; dazu kommt das innere Abschiednehmen von all dem, was ihm lieb und teuer ist, dem Zuhause und der eigenen Familie.

Übersehen wir aber nicht die positiven Möglichkeiten dieser Situation: Mancher knüpft auch neue Freundschaften, oder lernt bisher zurückgezogene Nachbarn als hilfsbereit schätzen. Viele Betroffene äußern ihre Zufriedenheit darüber, endlich einmal Zeit zu haben, sich mit jemandem wieder versöhnt zu haben, etwas geordnet zu haben. Die Wertung der Vergangenheit erfüllt sie vielleicht mit Dankbarkeit für oder sogar Stolz auf das Geleistete.

Vieles beschäftigt einen sterbenden Menschen, ohne daß die Umwelt davon Kenntnis erhält. Gespräche sind eine Möglichkeit, besser mit Problemen zurechtzukommen, aber nicht für alle Menschen. Auch hier gilt, daß nur der Betroffene selbst weiß, was er an Hilfestellungen benötigt. Die Aufgabe der Nahestehenden und der professionellen Helfer ist es, die Signale richtig zu verstehen und die tatsächlich benötigte Hilfe bereitzustellen.

Die Familie

Die nächsten Angehörigen sind in einer besonders schwierigen Situation. Einerseits sind sie selber betroffen, haben ihre eigenen Probleme und Aufgaben zu bewältigen, andererseits sind nun einmal die Lebensbegleiter auch die besten Sterbebegleiter. Häufig entsteht die Situation, daß Angehörige diese Funktion der Hilfe auch in der Sterbephase zwar wahrnehmen wollen, unter den eigenen Belastungen aber so leiden, daß sie dafür keine Kraft mehr haben.

Hinzu kommt, daß durch diese schwierige Situation Beziehungen auf die Probe gestellt werden. Es kann sein, daß gerade jetzt lang verborgene Spannungen zu Tage treten, aber auch liebevolle Beziehungen eine besondere Verstärkung erfahren. Die Beziehungen werden sozusagen „demaskiert", manchmal in einem dramatischen Prozeß, der ebenfalls viel Kraft für sich in Anspruch nimmt.

Die Familie steht vor zwei Aufgaben:

Sie muß zunächst die jetzige Belastung bewältigen. Das heißt: Zusätzlich zur eigenen täglichen Arbeit einen Schwerstkranken betreuen, was ja auch dann Zeit kostet, wenn dieser in einem Pflegeheim oder in einem Krankenhaus liegt; meistens erleben zu müssen, daß sich der Freundeskreis in dieser Zeit eher verkleinert; manchmal mit finanziellen Einbußen zurechtzukommen.

Der zweite Aufgabenbereich bezieht sich auf das Weiterleben der Angehörigen nach dem Tod des Betroffenen. Hierzu müssen manchmal schwere Entscheidungen getroffen werden. Die ganze persönlich Welt kann sich mit dem Wegfall der Bezugsperson verändern. Diese drohende ungewisse Zukunft verschärft noch zusätzlich die Probleme in der Zeit der Sterbebegleitung.

Aus dem oben Angeführten ergibt sich, wie wichtig es ist, die Familie in dieser Zeit zu unterstützen. Wenn es gelingt, die Funktion der Nahestehenden als Sterbebegleiter wieder zu etablieren, so ist allen Beteiligten geholfen. Der Betroffene kann dann häufig wesentlich länger als zur Zeit üblich zu Hause bleiben, wo er sich meist am wohlsten fühlt, die Familie ist durch geeignete Unterstützung dieser Belastung gewachsen. Erfahrungsgemäß ist dann die Trauerzeit für solche Familien auch leichter zu ertragen.

2. Die letzten Stunden

Die wenigsten von uns haben den natürlich Sterbevorgang eines Menschen schon einmal miterlebt; das Sterben interessiert in unserer Gesellschaft nicht, allenfalls die dramatischen Bilder gewaltsamer Todesfälle tagtäglich in den Medien finden Aufmerksamkeit. Es ist daher kein Wunder, daß besonders die Angehörigen zahlreiche Ängste vor diesen letzten Momenten verspüren. Die folgenden Informationen sollen diese Unwissenheit und die daraus resultierenden Ängste vermindern helfen.

Den größten Einfluß auf die letzten Stunden hat die Art der Betreuung, die zeitlich davor erfolgt.

Wenn es gelungen ist, die körperlichen Probleme zu lindern und der Betroffene mit sich ins Reine gekommen ist, dann verlaufen die letzten Stunden so, wie wir es uns alle wünschen, nämlich als friedliches Einschlafen. Auch hier zeigt sich ganz deutlich, wie eng psychische und körperliche Faktoren zusammenspielen; nicht ausreichend kontrollierte Schmerzen können die Todesstunde genauso schwierig gestalten wie ambivalente, mit vielen Spannungen beladene Partnerschaftsbeziehungen. Weiterhin gilt aber auch, daß der zeitliche Verlauf ungewiß ist, selbst wenn Anzeichen für den nahenden Tod zu erkennen sind. Im folgenden werden nun zunächst einige häufige Todesursachen geschildert, dann die Zeichen für den nahenden Tod und den Todeseintritt besprochen.

Einige häufige Todesursachen durch Krebs

Bei Krebserkrankungen hängt der Sterbevorgang kaum von der zugrundeliegenden Erkrankung ab, sondern viel stärker davon, welches lebenswichtige Organ als erstes seine Funktion einstellt und damit den Tod verursacht. Häufige Ursachen für den Tod durch Krebs sind das Versagen von Leber, Niere, Lunge oder dem zentralen Nervensystem.

Die folgenden Informationen sollen zeigen,

– daß die diffusen Ängste dem Betroffenen und der Familie durch konkrete Informationen genommen werden können; dies ist Aufgabe des behandelnden Arztes, der gleichzeitig auch bespricht, welche lindernden Maßnahmen möglich sind und diese auch für mögliche Komplikationen rechtzeitig bereitstellt;

– daß das Sterben in der Regel ohne zusätzliche Schwierigkeiten einhergeht und Befürchtungen etwa vor einer drastischen Verschlimmerung der Schmerzen in den letzten Minuten überflüssig sind.

Natürlich kann man vorher nur Vermutungen darüber anstellen, welches Organ als erstes ausfällt, zumal meist mehr als nur ein lebenswichtiges Organ von der Krankheit befallen ist. Außerdem können auch Krebskranke an unerwarteten Komplikationen sterben. Hier geht es nicht um möglichst exakte Prognosen, sondern darum, das besprechen zu können, was Betroffene und Pflegende befürchten.

Leberkoma

Wenn die Leber als Organ versagt, werden im Körper rasch Giftstoffe angereichert, die zu einer zunehmenden Eintrübung des Bewußtseins und schließlich zum Leberkoma führen. Beschwerden sind dabei nicht zu erwarten; die Leber ist ein relativ schmerzunempfindliches Organ, lediglich die Leberkapsel wird als schmerzhaft empfunden, wenn sie etwa durch Metastasen gedehnt wird. Diese Leberkapselschmerzen sprechen jedoch sehr gut auf Schmerzmittel an.

Sollte es zu einem Aufstauen von Gallenflüssigkeit im Körper kommen und dadurch der Betroffene deutlich gelb aussehen, kann sich dabei ein Juckreiz einstellen, der medikamentös gedämpft werden muß.

Nierenversagen

Bösartige Erkrankungen im Bauch- und Beckenraum können den Harnleiter verlegen. Meist wird zunächst versucht, den

Harn trotzdem abzuleiten, doch wenn dies nicht mehr möglich ist, stellt sich binnen kurzer Zeit ein Nierenversagen ein. Auch hier kommt es zu einer Anreicherung von giftigen Substanzen im Blut; zunächst führt dies zu einem Stadium der Erregbarkeit (Muskelzuckungen, auch psychische Veränderungen), dann ebenfalls zur Bewußtseinseintrübung und schließlich zum Koma. Innerhalb weniger Tage tritt dann der Tod ein. Wenn sich dieser Verlauf abzeichnet, sollten Medikamente bereitliegen, die im Stadium der Erregbarkeit dämpfend eingreifen, was besonders wichtig ist, wenn eine vorübergehende Psychose dazukommt.

Das Nierenversagen kann auch zu einem raschen Anstieg des Kaliumspiegels im Blut führen und dadurch einen sanften Herztod verursachen.

Lungenversagen

Besonders die zahlreichen Patienten mit Karzinom der Lunge fürchten die letzten Stunden:

„Muß ich ersticken?" Diese häufig gestellte Frage kann verneint werden, adäquate Betreuung vorausgesetzt: Der Arzt muß sicherstellen, daß die subjektiv empfundene Atemnot medikamentös gelindert wird. Auch wenn dies nicht immer so gut gelingt wie die Schmerztherapie, so spürt der Betroffene doch, daß die Atemnot auf ein erträgliches Maß reduziert werden kann. Bei fortschreitendem Lungenbefall muß der Betroffene zwar seine Aktivitäten einschränken, spürt aber in Ruhe immer noch wenig Atemnot. Im Blut steigt der Kohlendioxidspiegel weiter an, aber bevor der sinkende Sauerstoffgehalt des Blutes zum Ersticken führen würde, führt der hohe Kohlendioxidspiegel zu einer Eintrübung des Bewußtseins. Dies wird im medizinischen Sprachgebrauch manchmal als „Kohlendioxid-Narkose" bezeichnet. Meistens stellt sich die Kohlendioxid-Narkose während des Schlafes ein, da in dieser Zeit der Kohlendioxidspiegel immer etwas höher ist als im Wachheitszustand.

Tatsächlich kann also ein Kranker, der an Bronchialkarzinom oder an einer neuromuskulären Erkrankung, etwa der amyotropen Lateralsklerose, leidet und erwarten muß, daß das Lungenversagen zum Tode führt, damit rechnen, daß der Verlauf folgendermaßen aussieht:

Intensivierte Behandlung der zunehmenden Atemnot, körperliche Einschränkungen, während des Schlafens Hinübergleiten in die Kohlendioxid-Narkose mit raschem Fortschreiten in ein tiefes Koma, schließlich Todeseintritt innerhalb kurzer Zeit.

Ausfall des zentralen Nervensystems

Bei Tumoren oder Metastasen im Bereich des zentralen Nervensystems, häufig im Großhirnbereich, können die Auswirkungen der bösartigen Wucherung über längere Zeit mit Medikamenten (Corticosteroide) unterdrückt werden. Wenn trotz dieser Therapie erneut starke Kopfschmerzen auftreten, ist dies meist das Anzeichen dafür, daß nun der Hirndruck trotz der Medikamente weiter ansteigt. Es wird versucht, die Kopfschmerzen mit zusätzlichen Medikamenten zu dämpfen, jedoch führt auch der erhöhte Hirndruck recht bald zu einer Bewußtlosigkeit und zu einem tiefen, zentralen Koma. Die Länge des Komas ist davon abhängig, wann lebenswichtige Strukturen im zentralen Nervensystem funktionsunfähig werden, etwa die Atemsteuerung oder die zentrale Herz-Kreislaufsteuerung. Ein zentrales Koma kann also unterschiedlich lang bestehen, bevor der Tod eintritt.

Potentiell tödliche Zusatzerkrankungen – ein ethisches Dilemma

Keiner weiß im voraus, woran er sterben wird, selbst nicht ein Krebskranker mit fortgeschrittenem Leiden. Er kann, wie jeder von uns, an einem Herzinfarkt, einer Herz-Rhythmus-Störung, einer Lungenembolie sterben oder einen Schlaganfall erleiden, eine Lungenentzündung oder eine andere Infektion bekommen – kurz: Die ganze Palette an Krankheiten mit potentiell tödlichem Verlauf steht zur Diskussion.

Nun besteht in diesen Fällen jedoch der entscheidende Unterschied zu den weiter oben erwähnten Verläufen mit endgültigem Organversagen darin, daß Therapiemöglichkeiten bestehen. Sollen sie immer und bis zur letzten Stunde ausgenutzt werden? Hier zeigt sich häufig ein ethisches Dilemma, nämlich die Frage nach adäquater medizinischer Behandlung.

Nehmen wir als Beispiel die Lungenentzündung. Sie wurde früher als „Freund des alten Mannes" bezeichnet, da sie eine häufige Todesursache bei geschwächten Menschen war. Dank moderner Antibiotika verliert heute jedoch die Lungenentzündung als Todesursache an Bedeutung.

Stellen wir uns jetzt die recht häufige Situation vor, daß im Krankenhaus ein Patient mit Lungenkrebs, bereits in bewußtlosem Zustand, also dem Tod nahe, hohes Fieber entwickelt. Der Stationsarzt diagnostiziert eine Lungenentzündung und ordnet Antibiotika als Infusion an. Reaktion der Angehörigen: Warum kann er nicht in Ruhe sterben? Meinung vieler Pflegekräfte der Station: Das hat doch keinen Sinn mehr! Der Arzt verteidigt sich und legt dar, daß er nicht das Grundleiden, sondern die dazugekommene, vielleicht heilbare Erkrankung behandelt, das sei doch seine Aufgabe. Gelegentlich spielt die Szene sich auch umgekehrt ab: Der Arzt verzichtet auf die Antibiotikatherapie; die Angehörigen meinen nach dem Tod, der Arzt sei schuld an dem Tod, da er keinen Therapieversuch unternommen habe... In beiden Fällen stirbt der Patient vermutlich gleich schnell, da in den letzten Stunden auch Antibiotika nicht mehr wirken können.

Diese Konfliktfälle sind in der Sterbebegleitung nicht vermeidbar, sie belasten gerade die um ihre Patienten bemühten Ärzte. Wir möchten dazu nur einige Anregungen geben:

– Wenn der Betroffene eine Behandlung fordert oder ablehnt, ist seine Entscheidung für alle verbindlich.

– Wichtig ist die Unterscheidung, was am Zustand des Patienten auf sein nicht behandelbares Leiden bzw. was auf eine behandelbare Krankheit zurückzuführen ist. Dies erfordert ein hohes Maß an ärztlichem Können und ist häufig nicht eindeutig zu entscheiden.

- Wenn zu erwarten ist, daß der Betroffene die behandelbare Erkrankung übersteht, ist eine Behandlung gerechtfertigt.
- In die Überlegungen fließt ein, wie stark die Behandlung den Sterbenden belastet.
- Ebenso wird bedacht, wie stark die zusätzliche Erkrankung den Sterbenden belastet, etwa eine Lungenentzündung die Atemnot verstärkt.
- Die ärztlichen Möglichkeiten sollten nicht überbewertet werden: Es ist meist von untergeordneter Bedeutung, was noch an Behandlung durchgeführt wird. Entscheidend ist der Zustand des Organismus; das menschliche Tun oder Lassen ist zweitrangig.
- Die Gefahr besteht, daß die Frage nach adäquater Behandlung einer Zweiterkrankung den Betroffenen und seine eigentlichen Bedürfnisse verdrängt; diese benötigen aber weiterhin unsere größte Aufmerksamkeit. Wichtiger als die Anzahl der Infusionen ist die Zuwendung zum Betroffenen.

Der Tod tritt ein

Jeder Todeseintritt ist ein sehr individueller Prozeß, abhängig von der Persönlichkeit, die im Sterben liegt, genauso wie von dem Krankheitsprozeß. Im folgenden werden einige Veränderungen beschrieben, die häufig zu beobachten sind, wenn der Tod eintritt. Diese Informationen sollen dazu dienen, Ängste und Befürchtungen bei den Betreuenden zu reduzieren. Gerade wenn der Sterbende zu Hause bleiben will, nützt es, Befürchtungen über den Todeseintritt mit kompetenten Personen zu besprechen.

Neben diesen äußerlichen Veränderungen existieren seelisch-geistige Vorgänge, über deren Art wir nur spekulieren können. Deshalb möchten wir darüber keine Aussage treffen.

Bewußtseinsveränderungen

Obwohl manche Sterbende bis zu den letzten Minuten wach und orientiert bleiben, führen doch die meisten Organversagen, wie oben ausgeführt, zu einem Eintrüben des Bewußtseins bis hin zum Koma. Der kranke Mensch schläft länger, kann sich nicht mehr so lange konzentrieren, wirkt schläfrig, dann wieder besonders leicht irritierbar. Möglicherweise fällt es ihm schwer, zeitlich und örtlich, zur Person orientiert zu sein; besonders das Kurzzeitgedächtnis kann nachlassen. Eine Bewußtseinsveränderung kann auch mit sich bringen, daß der Sterbende agitiert wirkt, ruhelos, aufstehen möchte, tagsüber schläft, dafür nachts wach ist. Es können auch Halluzinationen auftreten, sich Zeiten der völligen Klarheit mit Zeiten des Verwirrtseins abwechseln. Dies alles sind Krankheitszeichen, die auch bei akuten Erkrankungen als Reaktion des zentralen Nervensystems beobachtet werden können, die Angehörigen aber zum Teil sehr schwer belasten. Bei zunehmender Bewußtseinseintrübung wirkt der Sterbende dann wie im Tiefschlaf, es gelingt immer schwerer, ihn aufzuwecken, bis er schließlich im Koma liegt, also nicht mehr aufweckbar ist.

Es ist wichtig zu wissen, daß bewußtseinsgetrübte Menschen mehr wahrnehmen, als wir von außen vermuten würden. Insbesondere hören sehr schwache und bewußtseinseingeschränkte Menschen wesentlich länger, als es ihnen gelingt, sich selber zu äußern. Auch bleibt das Stadium der Bewußtseinstrübung selten gleich, sondern schwankt erheblich: Menschen, die schon seit Tagen im Koma liegen, werden in seltenen Fällen sogar kurz vor dem Tod noch einmal wach und sind fähig, noch ein paar Worte zu sagen. Bewußtlose sollten auch im Koma als Persönlichkeiten mit dem Respekt behandelt werden, der ihnen im Wachen geschuldet wird. Die Pflege von bewußtlosen Menschen wird erleichtert, wenn man diese Menschen vorher kennengelernt hat und somit auch in der Bewußtlosigkeit fortführen kann, was ihnen angenehm ist.

Veränderungen im Atemmuster

Jeder von uns kennt Veränderungen im Atemmuster, etwa wenn man die Atmung eines wachen Menschen mit der eines Menschen im Tiefschlaf vergleicht. Stunden bis Minuten vor dem Todeseintritt beobachtet man durchaus eine Atmung, wie sie auch im Tiefschlaf vorhanden ist, nämlich Atemzüge, die an Intensität zu- und wieder abnehmen, dann von einer Pause des Atemstillstands abgelöst werden (sogenannte Cheyne-Stoke'sche Atmung). Kurz vor dem Tod ist häufig eine Schnappatmung zu beobachten, also unregelmäßig auftretende, unterschiedlich tiefe Atemzüge mit längeren Atempausen.

Beim tief Bewußtlosen tritt manchmal in den letzten Stunden die sogenannte Rasselatmung auf: grobe Geräusche, die durch Schleimansammlungen im Rachenraum und in den großen Luftwegen bedingt sind. Für den Sterbenden scheint sie keine Belastung darzustellen, die Einatmung ist meist kaum behindert. Für Pflegende können diese Geräusche jedoch sehr belastend werden, da sie die Befürchtung nahelegen, der Sterbende werde ersticken. Erklärung und einfache Maßnahmen können rasch Abhilfe schaffen (siehe Teil III).

Zentralisation und ihre Folgen

Der natürliche Todesprozeß führt dazu, daß der Kreislauf sich immer mehr auf die lebenswichtigen Organe zurückzieht, daß er schließlich auch bei diesen nicht mehr ausreicht und daß dann der Tod eintritt. Wenn der Betroffene nicht gerade hohes Fieber hat, so kann man bemerken, daß seine Hände und Füße kalt werden, sich die Haut am ganzen Körper kühler anfühlt, blaß wird, sich grau-bläulich verfärbt, manchmal fleckenartige Veränderungen zeigt. Dies sind Folgen der schlechten Hautdurchblutung. Der Puls wird flach, ist kaum mehr zu tasten, kann auch unregelmäßig werden. Die Nierenausscheidung geht zurück, ein bis zwei Tage vor dem Tod wird häufig kein Urin mehr ausgeschieden. Auch der Verdauungstrakt stellt seine Funktion ein, so daß wenig oder kein Stuhlgang mehr abgesetzt wird. Manchmal kommt es kurz nach dem Tod zu Stuhl- oder Harnabgang; dies ist eine unwillkürliche Reaktion der Ringmuskulatur, welche Darm bzw. Harnblase verschließt; sie entspannt sich, wodurch Inhaltsstoffe nach außen treten.

Dieses Einstellen der Körperfunktionen erklärt die Beobachtung aus den Tagen vor dem Tod, daß sterbende Menschen in aller Regel weder Hunger noch Durst verspüren. Fraglich ist, ob sie in diesem Moment Nahrung überhaupt noch verdauen können (siehe Teil II: Zur Problematik auch der Infusionstherapie).

Todesereignis

Der natürliche Todeseintritt ist ein Prozeß, kein Zeitpunkt; einzelne Gewebe im Körper leben auch noch Stunden nach dem endgültigen Versagen der Herz-Kreislauffunktion, etwa die Muskelzellen. Aber wer in dieser Zeit neben dem Sterbenden sitzt, spürt, wann der Tod stattfindet: Die Gesichtszüge entspannen sich, Augen und Lider bewegen sich nicht mehr, bei geöffneten Augen sieht man eine lichtstarre, große Pupille. Atmung und Herzschlag hören auf, so daß der Körper ganz ruhig ist, auch wenn manchmal selbst noch einige Zeit nach dem letzten Atemzug kleine Muskelzuckungen zu beobachten sind. Dies beunruhigt manchmal die Angehörigen zutiefst, insbesondere wenn sich das Zwerchfell entspannt und dadurch der Anschein erweckt wird, der gerade Verstorbene würde doch wieder atmen. Man sollte also darauf gefaßt sein, daß sich die unterschiedlichen „Sterbezeiten" der einzelnen Gewebe in Einzelfällen äußerlich zeigen. Pulslosigkeit, Atemstillstand und lichtstarre Pupillen werden deshalb auch als unsichere Todeszeichen bezeichnet.

Nach dem Tod

Am Toten entwickeln sich nun allmählich die sicheren Zeichen für den Tod: Totenflecken und Totenstarre, viel später dann Verwesung.

Die dunkelvioletten Totenflecken sind zuerst an den tiefsten Hautstellen zu beobachten; sie entstehen dadurch, daß Blutkörperchen die dünnen Gefäße der Haut verlassen und im Gewebe nach unten sinken. Sichtbar sind diese zunehmend nicht mehr wegdrückbaren Hautveränderungen etwa ein bis zwei Stunden nach dem Tod.

Langsamer entwickelt sich die Totenstarre, sie stellt sich erst Stunden nach dem Tod vollständig ein. Die Muskelzellen verhärten sich, so daß sich die Muskeln zunehmend schwerer und schließlich nicht mehr bewegen lassen. Mit dem weiteren Umbau der Muskelzellen lösen sich die Muskelfasern wieder, die Totenstarre läßt also mit der Zeit nach und ist etwa zwei Tage später wieder aufgehoben.

Manchmal besteht die Befürchtung, daß der Tote nun Leichengift verströmen werde. Dies ist ein hartnäckiger Aberglaube; es gibt keine giftigen Substanzen, die durch das Todesereignis selbst entstehen. Der natürliche Verwesungsprozeß setzt erst wesentlich später äußere Zeichen, zunächst über den Geruch; dabei spielen viele Faktoren eine Rolle, zum Beispiel die Raumtemperatur.

Der Umgang mit dem Todesereignis wird im dritten Teil (2. Ein Daheim für Leben und Sterben) besprochen. Hier soll nur noch kurz auf die rechtlichen Vorschriften im unmittelbaren Zusammenhang mit dem Todeseintritt eingegangen werden. Das Bestattungsrecht ist Ländersache, die folgenden Ausführungen gelten für Bayern.

Im Bestattungsgesetz und der Durchführungsverordnung ist geregelt, daß die Leichenschau unverzüglich zu veranlassen ist, zur Nachtzeit jedoch nur, wenn Anhaltspunkte für einen nicht natürlichen Tod vorliegen. Der dazu benachrichtigte Arzt hat die Leichenschau unverzüglich vorzunehmen; er darf die Todesbescheinigung aber erst ausstellen, wenn er an der Leiche sichere Anzeichen des Todes festgestellt hat. Dadurch entsteht ein gewisser Widerspruch: Die sicheren Todeszeichen (siehe oben) bemerkt man erst ab etwa zwei Stunden nach dem Todeseintritt.

Wenn also ein natürlicher Tod eingetreten ist, muß nicht

sofort der Arzt gerufen werden. Besser ist es, die Angehörigen lassen sich etwas Zeit und nehmen ihren Abschied vom Verstorbenen. In Bayern darf der Leichnam grundsätzlich nicht früher als 48 Stunden und nicht später als 96 Stunden nach dem Todeseintritt bestattet werden. Im übrigen ist die Frage, wie lange der Tote zu Hause belassen werden kann, nicht geregelt; der Leichnam muß also nicht sofort außer Haus gebracht werden.

Betrachtet man all diese biologischen Vorgänge, so kann man den Tod als Zeitspanne vor und nach dem Moment, den wir als biologischen Todeseintritt definieren, auffassen. Vielleicht besteht ein Zusammenhang zwischen dieser Einstellung und der Totenwache, wie sie in vielen Kulturen üblich ist, die sich, so betrachtet, als sinnvolle Entsprechung zu den natürlichen Vorgängen präsentiert. In unserer Gesellschaft nutzen nur wenige Menschen die Gelegenheit der Totenwache, vom Toten in Ruhe Abschied zu nehmen, und dies liegt nicht nur und nicht immer an der vielbedauerten Hektik in den Krankenhäusern. Natürliche Gegebenheiten und gesetzliche Vorbedingungen sprechen auch bei uns nicht dagegen, daß die Angehörigen sich nach dem Tod die für sie richtige Zeit der Totenwache nehmen.

Das Sterben als neue Geburt

Wenn so jedermann Abschied auf Erden gegeben ist, dann soll man sich allein zu Gott richten, wohin der Weg des Sterbens sich auch kehrt und uns führt.

Und hier beginnt die enge Pforte, der schmale Steig zum Leben. Darauf muß sich ein jeder getrost gefaßt machen. Denn er ist wohl sehr eng, er ist aber nicht lang.

Und es geht hier zu, wie wenn ein Kind aus der kleinen Wohnung in seiner Mutter Leib mit Gefahr und Ängsten geboren wird und in diesen weiten Himmel und Erde, das ist unsere Welt: ebenso geht der Mensch durch die enge Pforte des Todes aus diesem Leben.

Und obwohl der Himmel und die Welt, darin wir jetzt le-
ben, als groß und weit angesehen werden, so ist es doch alles
gegen den zukünftigen Himmel so viel enger und kleiner, wie
es der Mutter Leib gegen diesen Himmel ist.

Aber der enge Gang des Todes macht, daß uns dies Leben
weit und jenes eng dünkt. Darum muß man das glauben und
an der leiblichen Geburt eines Kindes lernen, wie Christus
sagt: „Ein Weib, wenn es gebiert, so leidet es Angst. Wenn sie
aber genesen ist, so gedenkt sie der Angst nimmer, dieweil
ein Mensch geboren ist von ihr in die Welt." (Joh. 16,21)

So muß man sich auch im Sterben auf die Angst gefaßt
machen und wissen, daß danach ein großer Raum und Freude
sein wird.

Martin Luther, Ein Sermon von der Bereitung zum Sterben, 1519
(WA 2, 685–697)

3. Verlust und Trauer

„*Trauern ist* ...
wie in der Wüste einen Brunnen finden."

„*Trauern ist* ...
wie vor einer eingestürzten Brücke sitzen, grauer
Himmel über einer grauen Landschaft, einem Teil
von sich selbst nachweinen, innerliches Bluten, ein-
sam im Nebel wandern."

„*Trauer* ...
tut weh und gut."

Äußerungen von Teilnehmern
bei einem Hospizseminar.

Zum Begriff Trauer

Mit dem Wort Trauer bezeichnen wir die Reaktionen auf einen
Verlust. Wenn uns etwas genommen wird, wenn wir uns von
etwas oder von jemandem trennen müssen, wenn wir etwas
verlassen, wenn jemand gestorben ist, wenn etwas zerbricht,
hat dies Auswirkungen auf unser ganzes Leben; wir geraten
aus dem Gleichgewicht. Wir reagieren mit sehr unterschiedlichen Gefühlen und Verhaltensweisen. Trauer umfaßt all diese
unterschiedlichen Reaktionsweisen.

Im alltäglichen Sprachgebrauch wird nur eine einzige Reaktion auf einen Verlust als „Trauer" bezeichnet: das Gefühl der
Traurigkeit. Diese Ungenauigkeit führt dazu, daß trauernde
Menschen verwirrt bis erschreckt sind von der Flut unterschiedlicher Gefühle, von Erlebnissen, Verhaltensweisen und
Körperreaktionen, und sie nicht einordnen können, also nicht
mit dem Verlust in Verbindung bringen.

In seinem Buch „Anders trauern, anders leben" (siehe Lite-
raturempfehlung) hat Waldemar Pisarski versucht, das visuell
darzustellen, was bei dem Verlust eines Menschen in uns geschieht. Folgende Skizze zeigt zwei Menschen, die einen Teil
ihres Lebens miteinander verbracht haben:

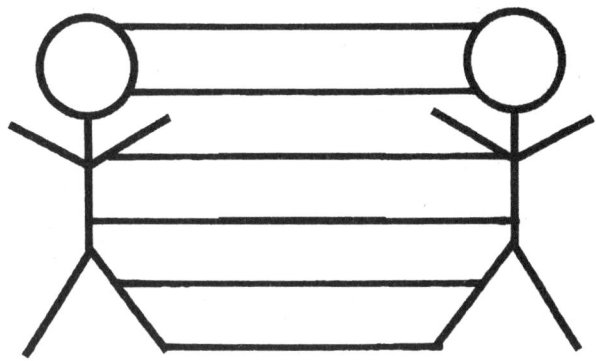

Während des gemeinsamen Lebens entstehen zahlreiche Verbindungen zwischen ihnen, indem sie miteinander reden, aufeinander hören, miteinander arbeiten, sich lieben, miteinander genießen, Sexualität miteinander teilen, Wege gemeinsam gehen, miteinander Gedanken austauschen, miteinander beten und vieles mehr.

Aber nicht alles Miteinander zwischen zwei Menschen verläuft harmonisch: Es gibt Mißverständnisse, Streit, Wut oder Haß aufeinander. Auch dies sind Verbindungen zwischen zwei Menschen, häufig mit starker Intensität. Das Bild muß erweitert werden:

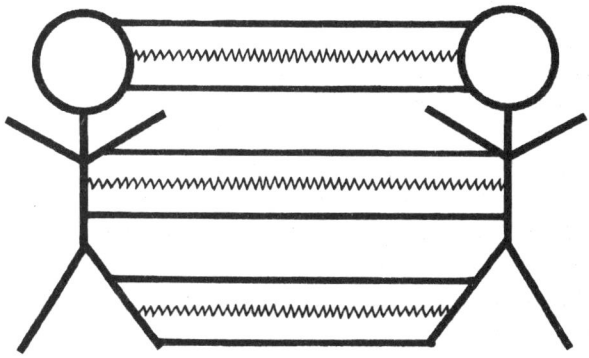

Außerdem gibt es zwischen Menschen Wünsche, Sehnsüchte, Erwartungen und Hoffnungen, die nicht erfüllt werden. Sie gehören ebenfalls in das Bild der zwischenmenschlichen Beziehungen, es handelt sich um die nicht zustandegekommenen Verbindungen.

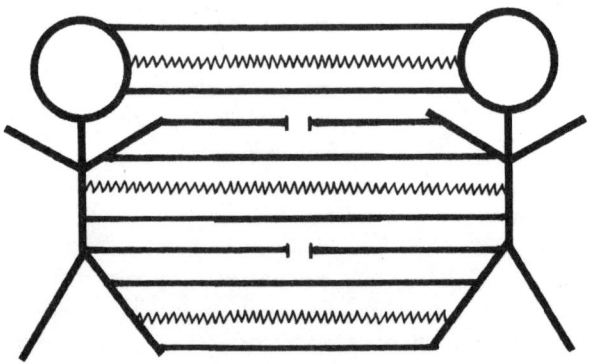

Wenn nun einer dieser beiden Menschen stirbt, werden alle diese Verbindungen durchgeschnitten.

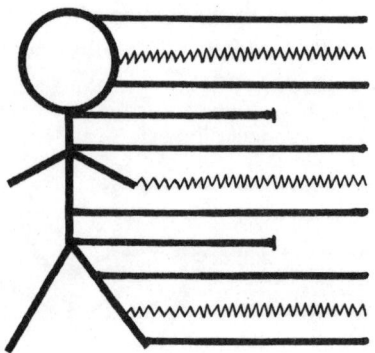

Es entsteht eine riesige Wunde. Der Trauerforscher Lindemann bezeichnete den Verlust eines Menschen als eine seelische Amputation. Eine körperliche Wunde schmerzt und blutet, eine Wunde kann heilen. Auch eine seelische Wunde schmerzt. Bei einer körperlichen Wunde hängen die Schmerzen ab vom Ausmaß und der Art der Verletzung, davon, welcher Körperteil betroffen ist. Auch seelische Wunden schmerzen auf unterschiedliche Weise, abhängig davon, welche Verbindungen beim Verlust eines Menschen durchtrennt worden sind. Auch ist das Schmerzempfinden der Menschen unterschiedlich. So ist jede seelische Wunde einzigartig, den Schmerz beurteilen kann nur der betroffene Mensch.

Wie eine körperliche Wunde blutet, so hat auch eine seelische Wunde Auswirkungen. Auf diese wollen wir nun näher eingehen.

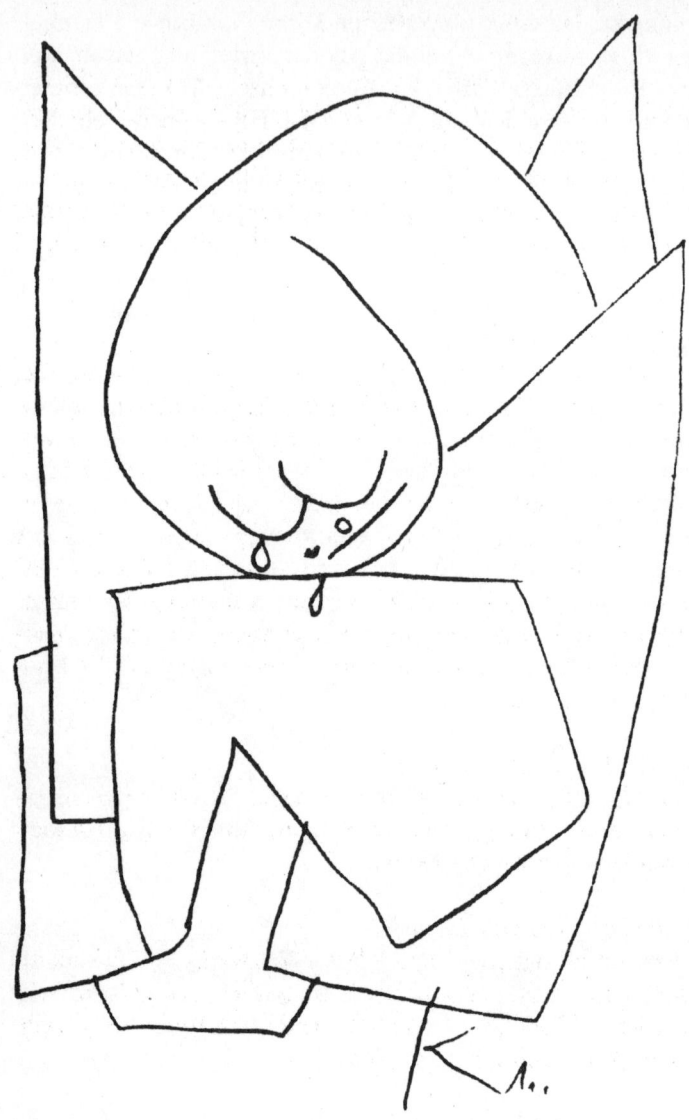

Paul Klee: „Es weint". Kunstmuseum Bern, Paul-Klee-Stiftung, Bern.
© VG Bild-Kunst, Bonn 1995

Mögliche Folgen von Verlust

Genauso wie das Sterben betrifft das Trauern alle Bereiche des menschlichen Daseins. Für viele Trauernden kommt dies völlig überraschend; sie haben Angst, verrückt zu werden. Vielleicht hilft ihnen die Tatsache, daß es völlig normal ist, in dieser Zeit im buchstäblichen Sinn ver-rückt zu sein. Im einzelnen kann der Verlust eines Menschen folgende Auswirkungen haben:

Im körperlichen Bereich:
Appetitlosigkeit, Schlaflosigkeit, Gefühl der Schwäche, Gewichtsverlust, Verdauungsstörungen, Kopfschmerzen, Infektanfälligkeit, Nervosität; schleppender Gang, Verlust der Haarfarbe, gebrochene Haltung, Herzschmerzen und andere Schmerzen (hierbei häufig Schmerzen, die auch der Verstorbene verspürt hat, was nicht gleichbedeutend sein muß mit eigener Krankheit); in der Trauerzeit sind Erkrankungen insgesamt häufiger als in der Allgemeinbevölkerung. Es kommt vor, daß nach dem Tod des einen Partners der andere überraschend kurz darauf stirbt; man könnte sagen, die Verwundung war tödlich.

Auf der Ebene des Verstandes:
Vergeßlichkeit, Konzentrationsstörungen, Geistesabwesenheit, Unfähigkeit aufzunehmen (z. B. beim Fernsehen), Stimmen hören, den Verstorbenen sehen.

In der psychischen Dimension:
Leere, Hilflosigkeit, Angst, Wut, Verzweiflung, Bitterkeit, Sinnlosigkeit, Schuldgefühle, Reue, „außer sich geraten" vor Schmerz, Niedergeschlagenheit und Deprimiertsein, tiefe Traurigkeit, auch Trauer genannt.

Auf spiritueller Ebene:
Hader mit Gott, Abwendung von Gott oder auch Hinwendung zu Gott; verzweifeltes Festhalten; der Glaubensinhalt wird in

Frage gestellt; Frage nach dem Sinn der eigenen Existenz, häufig das Gefühl der Sinnlosigkeit; tiefe innere Unruhe.

Auswirkungen im sozialen Bereich:
Rückzug aus bisherigen freundschaftlichen Beziehungen; Suche von Gemeinschaft; Empfindlichkeit; sich auf Neues stürzen; Unfähigkeit zu neuen Bindungen; berufliche Schwierigkeiten, Flucht, Arbeitsbesessenheit, Befreiung.

Wenn die Beziehung zum Verstorbenen sehr stark gestört war, ist den Betroffenen die Tiefe und Stärke ihrer Trauerreaktionen häufig völlig unverständlich. Die obenstehende Skizze gibt jedoch eine Erklärung: Auch spannungsgeladene Beziehungen sind, wie schon erwähnt, Verbindungen; auch die Erwartungen und Hoffnungen haben nun kein Gegenüber mehr, jetzt können sie nicht mehr erfüllt werden.

Loslassen – ein Prozeß mit vielen Aspekten

Körperliche Wunden können heilen; unterstützt wird dies durch besondere Pflege. Der Heilungsprozeß benötigt Zeit. Mit seelischen Wunden verhält es sich ähnlich. Trauer, im umfassenden Sinn gebraucht, beinhaltet die unterschiedlichen Reaktionen auf einen Verlust wie auch den Prozeß der Heilung. Wie bei körperlichen Wunden bleibt eine Narbe zurück, die verschieden lang in unterschiedlicher Weise empfindlich ist.

Häufig wird der Prozeß der Heilung als Vorgang mit verschiedenen Phasen beschrieben, ähnlich den Sterbephasen nach Elisabeth Kübler-Ross. Auch hier gilt, daß jeder den für ihn richtigen Verlauf suchen muß, also der Weg durch die Trauer, der Heilungsprozeß, nicht vorgeschrieben werden kann. Nicht bewältigte Trauer macht psychisch und körperlich krank; jedoch sind die Übergänge von individuellen zu krankhaften Reaktionsformen fließend und eher im Ergebnis als im Verlauf als pathologisch zu erkennen. Die folgenden Phasen können nacheinander, gleichzeitig, abwechselnd, kaum bemerkbar auftreten. Wir greifen dabei zurück auf die Arbeiten von Verena Kast.

Schock – Nicht-Wahrhaben-Wollen – Leugnen

Im ersten Moment führt der Verlust zu einer Starre, einer Empfindungslosigkeit. Der Betroffene kann nicht einmal weinen, funktioniert wie ein Roboter. Dieses Verhalten ist ein Schutzmechanismus der Seele, die das nicht zu fassende Geschehen abwehrt. Der Betroffene kann eben noch nicht an diese schmerzhafte Realität glauben.

Zeiten der aufbrechenden Emotionen

Wird die Wirklichkeit des Verlustes zugelassen, so treten geradezu chaotische Emotionen an die Oberfläche: Schmerz, Angst, Wut, feindliche Gefühle und Schuldgefühle, Verzweiflung, Ohnmacht, Gefühl der Demütigung, innere Vereinsamung. Typischerweise können diese Emotionen nicht kontrolliert werden, was die Betroffenen häufig zusätzlich beunruhigt.

Zeiten des Suchens, Findens und sich Trennens

Der Verstorbene wird an vertrauten Orten ganz real gesucht. Eine andere Art des Suchens besteht darin, daß der Lebensstil des Verstorbenen übernommen wird oder seine Sachen aufbewahrt werden, oder auch weiterhin für zwei Personen gekocht wird. Im Traum und im inneren Zwiegespräch ist der Verstorbene präsent. Allmählich realisiert der Trauernde jedoch, daß der Verstorbene wirklich nicht mehr mitlebt, aus dem Leben gegangen ist. Diese Wahrnehmung kann erneut zu Schuldgefühlen führen: „Ich darf ihn/sie doch nicht einfach so vergessen!"

Zeiten des neuen Selbst- und Weltbezuges

Nach ganz unterschiedlich langer Zeit, sehr häufig weitaus länger als dem anerkannten Trauerjahr, gelingt es bei positivem Ausgang des Trauerprozesses dem Hinterbliebenen, innerlich zu akzeptieren, daß der geliebte Mensch gegangen ist.

Er hat sozusagen seinen Frieden mit dem Verlust machen können. Langsam wird der emotionale innere „Trümmerhaufen" aufgeräumt, der Trauernde kann sich dem Leben wieder zuwenden, verspürt Lust, auf Menschen zuzugehen, kann sich wieder freuen, bringt Kraft für neue Beziehungen auf. Es entwickelt sich eine andere innere Welt, als sie vor dem Tod des geliebten Menschen bestanden hatte, aber es ist eben wieder eine Welt mit Farben und Fröhlichkeit. Auch wenn der Verlust in manchen Situationen wieder schmerzen kann, so ist dennoch ein beziehungsreiches Leben erneut möglich.

Dies wird wunderbar in dem folgenden Text von Dietrich Bonhoeffer ausgedrückt:

Zunächst: es gibt nichts, was uns die Abwesenheit eines uns lieben Menschen ersetzen kann und man soll das auch gar nicht versuchen; man muß es einfach aushalten und durchhalten; das klingt zunächst sehr hart, aber es ist zugleich ein großer Trost; denn indem die Lücke wirklich unausgefüllt bleibt, bleibt man durch sie miteinander verbunden. Es ist verkehrt, wenn man sagt, Gott füllt die Lücke aus; er füllt sie gar nicht aus, sondern er hält sie vielmehr gerade unausgefüllt und hilft uns dadurch, unsere alte Gemeinschaft miteinander – wenn auch unter Schmerzen – zu bewahren. Ferner: je schöner und voller die Erinnerungen, desto schwerer die Trennung. Aber die Dankbarkeit verwandelt die Qual der Erinnerung in eine stille Freude. Man trägt das vergangene Schöne nicht wie einen Stachel, sondern wie ein kostbares Geschenk in sich. Man muß sich hüten, in den Erinnerungen zu wühlen, sich ihnen auszuliefern, wie man auch ein kostbares Geschenk nicht immerfort betrachtet, sondern nur zu besonderen Stunden und es sonst nur wie einen verborgenen Schatz, dessen man sich gewiß ist, besitzt; dann geht eine dauernde Freude und Kraft von dem Vergangenen aus.

Dietrich Bonhoeffer
aus: Widerstand und Ergebung, Christian Kaiser-Verlag, München 1951
(11. Aufl. 1962)

Trauerwege

Jeder geht seinen eigenen Weg der Trauer, der beeinflußt wird von vielen Faktoren, etwa der Art und dem Zeitpunkt des Verlusts, der Möglichkeit des Abschiednehmens, der Persönlichkeit, der Kultur und Familientradition. Manche Umstände lassen besonders schmerzliche Trauerwege erwarten: wenn der Todesfall unerwartet eintrat; bei großer Abhängigkeit vom Verstorbenen; bei Unsicherheit über den Tod (Vermißte bei einem Unfall) bzw. wenn der Tote nicht gesehen werden kann; bei vorausgegangenen unverarbeiteten Verlusten; bei ambivalenter Beziehung zum Verstorbenen; bei sozial nicht anerkanntem Tod, bei gewaltsamem Tod und Selbstmord; beim Tod von Kindern.

Zwar gibt es keine allgemeingültigen Wegweiser durch die Trauer, manches hat sich jedoch in Hospizen als für viele hilfreich herausgestellt: Vorbereitung der Trennung, Aufarbeiten von Konflikten und unerledigten Dingen, um Verzeihung bitten, Danke sagen; bis zuletzt das gemeinsame Leben so gut wie möglich gestalten; Gefühle zulassen, eine „Wertschätzung" von Gefühlen erfahren; bewußter Abschied; Informationen über Trauerprozeß; Zeichen, daß Tote nicht vergessen sind (z. B. Gedenkfeiern), daß Hinterbliebene nicht allein sind (z. B. weiterführender Kontakt durch Hospizgruppe); Möglichkeiten zur Aussprache.

Bei uns ist es gesellschaftlich akzeptiert, sich im Falle eines Verlustes medikamentös beruhigen zu lassen. Auch wenn dies in Einzelfällen vorübergehend unumgänglich sein kann, muß davor gewarnt werden, unkritisch Gefühle medikamentös oder durch Drogen (an erster Stelle Alkohol) zu betäuben. Auf diese Weise kaschierte und nicht verarbeitete Verluste führen häufig zur Abhängigkeit oder auch zu chronischen Depressionen, bergen aber vor allem das Risiko in sich, das Weiterleben gefühlsärmer werden zu lassen. Anders herum ausgedrückt: die Fähigkeit, Verluste zu verarbeiten, ermöglicht auch ein intensiveres Lebensgefühl.

Die Erkenntnis, immer wieder loslassen zu müssen, kann uns dazu bringen, uns so intensiv als möglich einzulassen, auf Beziehungen, auf das Leben. Gerade das wehmütige Gefühl, das die Abschiedlichkeit in uns auslöst, kann in uns auch die lebendigsten Gefühle für das Leben und das Lebendige wecken: Lebensleidenschaft.

Verena Kast, Sich einlassen und loslassen, Freiburg 1994, S. 122

Literatur:

Pisarski W., Anders trauern – anders leben, Kaiser, München 1983

Kast V., Sich einlassen und loslassen. Neue Lebensmöglichkeiten bei Trauer und Trennung, Herder/Spektrum, Freiburg 1994

Canacakis J., Ich sehe Deine Tränen, Kreuz, Stuttgart 1988

Worden W., Beratung und Therapie in Trauerfällen, Huber, Bern 1987

Teil II:
Solange wir leben

Ich will, daß man wirke und die Verrichtungen des
Lebens so weit führe, wie man kann, und daß der
Tod mich meinen Kohl pflanzend antreffe, aber un-
bekümmert um ihn und mehr noch um meinen un-
bestellten Garten.

Michel de Montaigne, 1533 – 1592

Kaum leidet ein Mensch an einer schweren Erkrankung, steht
diese samt ihren zahlreichen Auswirkungen im Vordergrund.
Gerade das professionelle Personal ist geschult darin, Beschwerden zu erfassen, Einschränkungen zu erfragen und,
wenn möglich, Abhilfe zu bieten. Dies alles ist sicherlich eine
nötige Voraussetzung für ein Leben mit der Krankheit, jedoch
vergessen wir manchmal, die einfachen Fragen zu stellen:

Was ist eigentlich gesund?

Welche Aktivitäten sind dennoch möglich?

Welche Wünsche kann sich der Betroffene jetzt erfüllen?

Allzuoft lassen wir uns von dem Negativen hypnotisieren;
den Einschränkungen wird durch eine passiv abwartende Haltung eher noch Vorschub geleistet. Ein typisches Beispiel ist
das Verhalten von Patienten im Krankenhaus; mit Schlafan-
zug bekleidet liegen fast alle im Bett, obwohl die vorliegende
Erkrankung dies in vielen Fällen gar nicht erfordern würde.
Es wird jedoch von ihnen erwartet, im Bett zu liegen. Auch
vielen Besuchern fällt kein anderes Gesprächsthema ein als
Krankheiten, obwohl doch der Betroffene sicherlich weiterhin
Interesse an sonst üblichen Themen, dem Tratsch aus der
Nachbarschaft oder Neuigkeiten aus der Sportwelt, hat. Der
folgende Abschnitt möchte dazu ermuntern, sich ganz bewußt
aus der Hypnose des Negativen zu befreien, gerade wenn ein
Mensch mit seinem Tod rechnen muß und nur eine kurze

Zeitspanne für sein restliches Leben bleibt. Vieles erscheint vielleicht trivial, aber die folgenden Anregungen basieren auf Erfahrungen mit Angehörigen und Sterbenden, die in dieser Ausnahmesituation eben auch für die Kleinigkeiten des täglichen Lebens Ermunterungen benötigen.

Indirekt hat dieses Kapitel durchaus mit Symptomkontrolle zu tun. Positive Anreize steigern das allgemeine Wohlbefinden, wodurch Mißempfindungen, z. B. Schmerzen, nicht mehr so stark wahrgenommen werden.

Selbstverständlich ist vor übertriebenem Aktionismus zu warnen. Wir warnen insbesondere davor zu glauben, daß der eine weiß, was der andere jetzt gerne tun würde. Gefordert ist eine Grundhaltung der unaufdringlichen Ermunterung.

1. Die kleinen Freuden des täglichen Lebens

Vertrautes tägliches Leben

Gerade in der ungewohnten Umgebung einer Institution, sei es Krankenhaus oder Pflegeheim, fällt es vielen Betroffenen schwer, ihr vertrautes tägliches Leben weiterzuführen, obwohl dies in einigen Bereichen durchaus möglich wäre: die gewohnte tägliche Körperpflege, die Frisur, das Anziehen von Straßenkleidern (s. o.), vielleicht sogar das Anlegen von Schmuck, etc.

Hierzu ein Beispiel aus einem englischen Hospiz:

Eine Besucherin beobachtete, wie eine Patientin, abgemagert und schon sehr schwach, von zwei Krankenschwestern gehalten wurde, damit sie sich mit zittrigen Fingern schminken konnte. Auf die vorsichtige Nachfrage bei den Schwestern, ob dies denn nötig sei, waren diese ganz überrascht und sagten: „Für diese Frau gehört Schminken seit Jahren zum täglichen Leben, sie braucht es eben." Wenige Tage später verrichteten die Schwestern behutsam das Auftragen von Rouge und Lippenstift nach Wunsch der Patientin, da sie selber bereits zu schwach dazu war. Sie verstarb noch am selben Tag.

Dem einen ist es wichtig, regelmäßig Tageszeitung zu lesen, der andere möchte die Nachrichten nicht versäumen; manche Menschen schauen tagtäglich stundenlang Fernsehen oder lassen Hintergrundmusik spielen. Vielleicht verleidet die Krankheit manches am täglichen Leben, häufig benötigt der Betroffene aber gerade in dieser Zeit das vertraute Tagesgeschehen.

Je weniger der Betroffene sein Zimmer verlassen kann, desto wichtiger ist es, diese unausweichliche Umgebung bewußt zu gestalten. Sie sollte, natürlich in Absprache mit dem Betroffenen,
- wohnlich gestaltet sein und liebgewonnene Gegenstände enthalten, die positive Erinnerungen wachrufen;
- zeitliche Orientierungshilfen geben (z. B. Kalender, Uhr);
- sicher sein (z. B. Möglichkeiten sich festzuhalten, keine Ausrutschgefahr);
- immer wieder einmal Neues bereithalten, also bewußt auch geändert werden.

Verbringt der Mensch die meiste Zeit im Bett, so können sich die Betreuer einmal in seine Lage versetzen, also sich ins Bett legen das Zimmer aus dem Blickwinkel betrachten, den der Bettlägerige hat. Dieser Bereich sollte wohnlich gestaltet sein, also z. B. der Blumenstrauß nicht auf dem Tischchen hinter dem Kopf des Kranken stehen, sondern eher am Fußende oder seitlich vom Bett. Die Zimmerdecke wird häufig als Gestaltungsraum übersehen, ein kleiner bunter Schmetterling, Mobiles oder ähnliche Dinge können auch hier Abwechslung schaffen. Eine angenehme Alternative zum Bett ist ein bequemer Fernsehsessel, in dem mancher Kranke den Tag wesentlich lieber verbringt und manchmal sogar darin schläft.

Wenn ein Sterbender zu Hause bettlägerig wird, ist zu überlegen, wo das Bett aufgestellt bleibt. Will er Ruhe um sich, bietet sich das Schlafzimmer an; ist er daran interessiert, weiter am Leben teilzuhaben, lohnt es sich, das Wohnzimmer zum neuen Aufenthaltsort zu erklären. Zwar erleichtert es die

Pflege, wenn ein Bett von beiden Seiten zugänglich ist, aber manche Menschen fühlen sich geborgener in einem Bett, das an der Wand steht.

Hobbies

Viele Hobbies lassen sich auch an einen Zustand mit schwindender Körperkraft und geringerer Konzentrationsfähigkeit anpassen, etwa Handarbeiten, Basteln, Musizieren, Malen, sich mit dem Computer beschäftigen. Spiele, bei denen mehrere Menschen mitmachen müssen, z. B. Kartenspiele, haben den Vorteil, daß der soziale Kontakt verstärkt wird.

Wenn die große Leidenschaft des Betroffenen Reisen sind, so sollte man rechtzeitig überlegen, wie lange noch größere Reisen möglich sind. Gut organisiert, d. h. mit dem Arzt abgesprochen, mit Medikamenten ausgestattet und mit genauen Anweisungen, was im Falle einer plötzlichen Verschlechterung im Ausland zu tun ist, können selbst schwerkranke Menschen noch einiges unternehmen. Selbst bei einem instabilen Gesundheitszustand, der größere Reisen verbietet, können kleinere Ausflüge durchgeführt werden, z. B. ein Wochenende im nächstgelegenen Erholungsgebiet. Wenn der körperliche Zustand jeglichen Transport verbietet, so müssen die fremden Länder eben ans Krankenbett kommen: mit Videos, durch Reisezeitschriften, indem Freunde aus dem Urlaub berichten, über das Fernsehen.

Menschen, die es gewohnt waren, selbst aktiv Sport zu betreiben, leiden erfahrungsgemäß besonders unter einer krankheitsbedingten Bettlägerigkeit; Sport per Fernsehen ist nur ein dürftiger, wenn auch weiterhin möglicher Notbehelf. Gerade bei ihnen sollte man daran denken, krankengymnastische Übungen anzubieten. Die Physiotherapie besitzt in der Sterbebegleitung einen hohen Stellenwert, geht es doch darum, möglichst lange zu erhalten, was an körperlicher Kraft vorhanden ist, oder zu erarbeiten, wie der Betroffene mit der zunehmenden Schwäche zurechtkommen kann; auf die Bedeutung der Krankengymnastik wird weiter unten noch eingegangen.

Zärtlichkeiten

Sexuelle Bedürfnisse bei Sterbenden sind mit doppeltem Tabu belegt, sie werden von Außenstehenden meist schlichtweg verneint. Das wirkt sich besonders negativ aus, wenn sich der Betroffene im Krankenhaus oder einer anderen Institution befindet. Wir müssen sensibler darauf achten, eine Privatsphäre zu ermöglichen, die nun einmal für Zärtlichkeiten notwendig ist. Paradoxerweise sind die Angehörigen am Totenbett sehr viel ungestörter als in der Zeit davor. Wir schlagen etwa vor, nicht nur dem Sterbenden auf Wunsch ein Einzelzimmer zur Verfügung zu stellen, sondern auch anzuklopfen, bevor man eintritt, ein Schild „Bitte nicht stören!" einzuführen, einen Schlüssel bereitzustellen. Im Mehrbettzimmer sollte wenigstens der Sichtkontakt zu den anderen Patienten, z. B. durch Vorhänge, unterbrechbar sein. Dies ist in Krankenhäusern außerhalb Deutschlands üblich; es erleichtert ja auch den ärztlichen und pflegerischen Umgang (die meisten Menschen lassen sich ungern vor Zuschauern ausziehen).

Feste feiern

Manche gesunde Menschen wundern sich, wenn Sterbende ihre persönlichen Festtage, etwa den Geburtstag oder ihr Hochzeitsjubiläum, überhaupt noch feiern können. Diese Feiertage gehören für jeden von uns zu den Höhepunkten des Lebens; wir sollten sie bei Sterbenden besonders wichtig nehmen. Natürlich wünschen wir nicht gedankenlos eine sonnige und beschwerdefreie Zukunft, sondern feiern die Gegenwart, den Menschen, mit dem wir jetzt zusammensein dürfen. Unser tägliches Leben besteht aus so vielen sozialen Kontakten, die sich beim Sterbenden häufig auf schmerzliche Weise verringern. Hier gilt es, gegenzuarbeiten: Auch in der letzten Lebensphase ist es möglich, neue Freunde zu gewinnen, Bekannte und auch Arbeitskollegen sollten zu Besuchen ermuntert werden. Viele Erwachsene scheuen sich, ans Sterbebett Kinder mitzunehmen. Besser wäre es, die Gelegenheit zu nutzen und Kinder auch mit dieser Situation vertraut werden zu lassen. Natürlich benötigt man dazu die Bereitschaft und auch die Zeit, mit den Kindern anfallende Fragen durchzusprechen.

Studien, die sich mit der Einstellung von Kindern zu Sterben und Tod beschäftigt haben, zeigen, daß Kinder in jeder Entwicklungsstufe typische Verarbeitungsformen besitzen, und daß die Auseinandersetzung mit Sterben und Tod, wenn man auf die Bedürfnisse der Kinder Rücksicht nimmt, ihrer psychischen Entwicklung förderlich ist.

Die fünf Sinne

Bisher haben wir verschiedene Lebensbereiche daraufhin geprüft, ob sie vom Sterbenden weiter wahrgenommen werden können. Wir wollen nun untersuchen, wie die fünf Sinne des Betroffenen noch angesprochen werden können. Ergänzend zu den bisherigen Anregungen mögen folgende Stichpunkte zum Nachdenken anregen:

Sehen:
Angenehmes Licht?
Lieblingsfarben? Werden sie verwendet?
Lesen (eventuell Bücher mit Großbuchstaben)?
Bilder an der Wand auswechseln?

Hören:
Umgebung zu leise oder zu laut?
Besondere Musik erwünscht?
Statt Lesen: Kassetten mit interessantem Text (über den Blindenverband kann man Kassetten mit aufgesprochenen Zeitschriften oder Büchern beziehen)?
Geräusche von draußen erwünscht oder nicht?

Riechen:
Riecht die Raumluft gut?

Ätherische Öle erwünscht?
Parfüm?
Duftende Blumen?
Ist Geruch aus der Küche erwünscht oder unangenehm?
Bad mit angenehm riechenden Badezusätzen?

Fühlen:
Pflege der Haut im Bewußtsein, daß es sich um ein Sinnesorgan handelt, nach Wünschen des Betroffenen (Duschen, Vollbad, Eincremen); Massagen angenehm?
Angenehme Kleidung? Wie fühlt sich der Stoff an, bequemer Schnitt?
Etwas zum Kuscheln (Stofftier, weicher Pulli) erwünscht?
Ein Geschenk, das interessant zum Anfassen ist?
Wieviel Körperkontakt ist erwünscht?

Schmecken:
Essen und Trinken so angenehm wie möglich gestalten (siehe nächstes Kapitel); zwischen den Mahlzeiten kleine Gaumenfreuden bereitstellen.

2. Essen und Trinken

Krebs und Diät

Bei einigen Krebserkrankungen, etwa den bösartigen Neubildungen des Magen-Darmtraktes, ist ein Zusammenhang zwischen Ernährung und Krebsentstehung nachgewiesen. Bei zahlreichen Krebsarten, z. B. dem Mammakarzinom, werden die Eßgewohnheiten als Faktor bei der Krebsentstehung zumindest diskutiert. Es steht also fest, daß eine ausgewogene Ernährung mit vielen Ballaststoffen, frisch zubereitetem Gemüse, Obst, wenig Fleischprodukten, von den Kalorien her an den Verbrauch angepaßt, Krebserkrankungen zu vermeiden hilft.

Der an Krebs bereits erkrankte Mensch befindet sich aber in einer anderen Situation. Bereits zum Zeitpunkt einer frühen Diagnosestellung liegt bei den meisten Krebsarten die Entartung der ersten Zelle Jahre bis Jahrzehnte zurück; inzwischen hat sie sich millionenfach vermehrt. Vielfach wird übersehen, daß gerade fortgeschrittene Krebserkrankungen den Stoffwechsel des Körpers verändern. Dies führt z. B. zu der durch einige Studien belegten Tatsache, daß bei Tumorarten, die zu einer starken Abmagerung (Kachexie) führen, diese selbst durch hochkalorische Zusatzernährung nicht aufgehalten werden kann. Die Ursache dafür ist darin zu sehen, daß der Tumor die Körperzellen daran hindert, zugeführte Nahrungsstoffe richtig zu verwerten. In diesen Fällen nutzt es nichts, mehr Kalorien zuzuführen. Denkbar wäre auch, daß der Tumor durch hochkalorische Ernährung schneller wächst; dies ist bisher jedoch nicht bewiesen.

Nun werden immer wieder Diäten propagiert, die angeblich Krebserkrankungen günstig beeinflussen; manchmal wird sogar Heilung versprochen. Anders als bei der Krebsentstehung fehlen für diese Aussagen wissenschaftliche Nachweise. Wenn die Erkrankung weit fortgeschritten ist und eine deutliche Progredienz zeigt, werden in aller Regel auch Diätvorschriften keinen Einfluß mehr auf den Krankheitsverlauf haben. Insbesondere ist es nicht möglich, den Tumor „auszuhungern". Die Krebszellen besorgen sich notfalls die Nahrung auf Kosten der Körperzellen, wie oben angedeutet, so daß der körperliche Verfall mit derartigen Hungerkuren lediglich beschleunigt wird.

Natürlich wollen manche Schwerkranke an einer Diätform festhalten, weil sie sich besser fühlen, also subjektiv einen Gewinn daraus ziehen. Eine andere Sichtweise, der sich die Autorinnen anschließen, besagt jedoch, daß in der letzten Lebensphase erlaubt ist, was schmeckt. Essen und Trinken sollen als Lebensfreude genutzt werden, dazu wollen wir weiter unten ausführlichere Anregungen weitergeben. Selbst bisher bestehende Diätvorschriften können meist gelockert werden; auch bei Leberbefall ist zum Beispiel ein Schluck Alkohol durchaus möglich und angezeigt, wenn ein Gläschen Wein am Abend die Lebensqualität nun einmal erhöht.

Künstliche Ernährung

Hier handelt es sich um ein vielschichtiges Problem, das ebenfalls nur im Hinblick auf Schwerstkranke diskutiert werden soll, deren Lebensende sich unaufschiebbar abzeichnet. In dieser Situation stehen sich zwei Meinungen gegenüber: „Man kann einen Menschen doch nicht verhungern und verdursten lassen!" Kontra: „Nur keine künstliche Leidensverlängerung!"

Gerade für Angehörige ist es schwer zu sehen, wie wenig der Kranke zu sich nimmt; automatisch wird für die Schwäche, die durch die Krankheit hervorgerufen wird, die geringe Nahrungsaufnahme verantwortlich gemacht. Würde der Kranke nur ordentlich ernährt, so wäre er sicher gesünder, ist dann die Meinung. Der Arzt wird folglich dringend um eine künstliche Ernährung gebeten. Nun ist von medizinischer Seite her eindeutig belegt, daß bei einer rasch fortschreitenden Erkrankung in den letzten Lebenswochen kein Zusammenhang zwischen künstlicher Ernährung und Lebenslänge besteht. Insofern kann man auch die Befürchtung entkräften, künstliche Ernährung verlängere das Leiden.

Künstliche Ernährung verlangt aber auch einen gewissen technischen und pflegerischen Aufwand, ob nun eine Sonde benutzt oder eine Infusionstherapie über die Vene durchgeführt wird. Sie bedeutet auch eine Belastung für den Betroffenen. Wie soll man also vorgehen?

Beim bewußtseinsklaren Patienten entscheidet dieser; eine künstliche Ernährung kann nur mit seinem Einverständnis durchgeführt werden. Verspürt ein Kranker weder Hunger noch Durst, so liegt sicherlich kein Grund vor, ihn zur künstlichen Ernährung zu drängen. Viel wichtiger ist es, eine sorgfältige Mundpflege durchzuführen, so daß die Mundschleimhaut sauber und feucht bleibt, sich kein Pilzbefall einstellt. Der Kranke sollte ermuntert werden, häufig kleine Mengen zu trinken, die Mahlzeiten sollten appetitlich angerichtet sein, eher häufig und in kleinen Portionen angeboten werden. Die tatsächlich aufgenommene Menge spielt eine untergeordnete Rolle; wichtiger ist es, daß es dem Patienten schmeckt. Dieses Vorgehen ist dem Betroffenen in den meisten Fällen angenehmer als Sonde oder Infusion. Die Angehörigen haben darüber hinaus Gelegenheit, ihre Liebe auch über das Bereitstellen von Essen und Trinken zu zeigen.

Besonders problematisch sind Infusionen in den letzten Stunden. Der Körper hat meist keine Möglichkeit mehr, Flüssigkeit über die Nieren auszuscheiden, wie weiter oben beschrieben. Es kommt daher relativ rasch zu einer Überwässerung des Körpers, was das Sterben erschwert, insbesondere dann, wenn das Wasser sich in der Lunge absetzt. Besonders kritisch sind deshalb Infusionen bei eingeschränkter Herz- oder Nierenfunktion zu beurteilen, da in beiden Fällen besonders schnell eine Überwässerung auftreten kann. Sicherlich ist es nicht möglich, allgemein gültige Grundsätze aufzustellen; gerade in den letzten Stunden sollte jedoch nicht automatisch ein Infusionsprogramm beibehalten, sondern rechtzeitig neu überdacht werden.

Vielleicht sollten wir uns vor Augen halten, daß Menschen in früheren Tagen, als noch keine Infusionen bekannt waren oder auch die, denen sie heute nicht zur Verfügung stehen, ebenfalls in Frieden sterben konnten bzw. können.

Essen und Trinken als Lebensfreude

In unserem Leben hat die Mahlzeit einen hohen Stellenwert; Festtage werden mit besonderem Essen gefeiert: Man trifft sich im Familienkreis zur gemeinsamen Mahlzeit, im beruflichen und privaten Bereich lädt man sich zum Essen ein. Über die notwendige Nahrungsmittelzufuhr hinaus werden Mahlzeiten als soziales Ereignis aufgefaßt. Menschen zeigen ihre Wertschätzung, indem sie anderen etwas Köstliches zum Essen mitbringen oder etwas Besonderes kochen.

Nun stehen dem Genuß leider beim Schwerstkranken häufig Probleme im Weg, so daß gerade beim Essen offensichtlich
wird, wie weit die Krankheit fortgeschritten ist. Auch hier ist
wieder zu beachten, daß die Eigenständigkeit des kranken
Menschen so lange wie möglich gefördert werden soll, was
nicht selbstverständlich ist, wie folgende Anekdote aus einem
Helferkurs belegt:

Es sollte im Rollenspiel geübt werden, einem Kranken ein Glas
Wasser zu trinken zu geben. Es war erheiternd zu sehen, wie
sich die Helfer abmühten. Manche „Patienten" verschluckten
sich, manche bekamen nur tröpfchenweise zu trinken. Keiner
der Helfer kam auf den Gedanken, das Glas in der Hand des
Kranken zu lassen und lediglich die Hand zum Heben des
Glases zu unterstützen. Der Patient hätte somit die Möglichkeit gehabt, selbst zu trinken, die Flüssigkeitsmenge zu dosie-
ren und bei alledem das gute Gefühl zu haben, mit nur wenig
Hilfe zurechtzukommen.

Es folgen einige Hinweise, wie Schwierigkeiten beim Essen reduziert werden können:

Schwierigkeiten beim Kauen:
Viele gute Gerichte müssen nicht gekaut werden, etwa gebun-
dene Rahmsuppen, Avocadocreme, Lachsmousse, Eiersoufflé,
zahlreiche Crèmes und Desserts und vieles mehr.
Wenn Nahrung zerkleinert werden muß, sollte sie danach
wieder hübsch hergerichtet werden, z. B. statt Hackfleischsoße
Tomaten mit Hackfleischfüllung herrichten.

Wenig Appetit, keine Lust zum Essen:
Einen Aperitif anbieten; das Essen als kleine Portion auf einem kleinen Teller anrichten, so daß nicht auffällt, wie wenig
der Kranke essen kann. Denken Sie daran, daß das Auge mit-
ißt: ansprechendes Geschirr verwenden, Essen hübsch verzie-
ren, auf die verwendeten Farben achten. Bei Neigung zu Übel-

keit sollte es nicht schon vor der Mahlzeit nach Essen riechen.

Der Betroffene kann kaum mehr schlucken:
Zunächst ist es wichtig, sich die richtige Technik bei der Hilfe zum Essen zeigen zu lassen, z. B. Sitzposition des Betroffenen, Unterstützen des Kopfes in der richtigen Neigung, kleine Bissen in manchmal recht großen Zeitabständen anbieten. Am einfachsten zu schlucken sind meist dickflüssige Speisen, etwa in der Konsistenz von Joghurt. Häufig ist Lutschen noch leichter möglich als Flüssigkeit zu schlucken; Getränke können in allen Variationen als Eiswürfel selbst zubereitet werden, z. B. Bierwürfel zum Lutschen. Oft ist es angenehmer, das Eis zu zerkleinern, in einen Waschlappen oder ein Leinentuch einzuschlagen, an dem dann gesaugt werden kann. Beim Bewußtlosen können mit einer kleinen Spritze wenige Milliliter Flüssigkeit in den Mundwinkel geträufelt werden.

Zugegebenermaßen sind diese Vorgehensweisen zeitintensiv. Sie stellen aber doch auch eine Möglichkeit dar, dem Sterbenden weiter Zuneigung zu zeigen.

3. Zusätzliche Hilfen von professioneller Seite

Wie bereits mehrfach erwähnt, benötigen Sterbende eine kompetente medizinische und pflegerische Betreuung, sei es nun im Krankenhaus, im Pflegeheim oder zu Hause.

Wir wollen in diesem Buch auf dieses berufsspezifische Fachwissen in Palliativbetreuung nicht näher eingehen, halten es jedoch für notwendig, den zusätzlichen Einsatz einiger Therapien anzusprechen, deren Nutzen für Sterbende häufig übersehen wird. Obwohl manche der im folgenden aufgeführten Therapien nur selten zur Verfügung stehen, wollen wir diese Anregungen weitergeben, um aufzuzeigen, was an positiven Erfahrungen in der letzten Lebensphase noch möglich sein kann.

Ausnutzen, was noch gesund ist

Dies ist eine Domäne der Physiotherapie und Ergotherapie. Gerade Betroffene, die auf körperliche Aktivität Wert legen, werden froh sein, unter fachlicher Anleitung lernen zu können, ihre verringerten Kräfte ökonomisch einzusetzen. Es ist erstaunlich oft möglich, einem schwachen Menschen wieder zu zeigen, wie er aus dem Bett aufstehen und auf die Toilette gehen kann, bevor ein Toilettenstuhl oder gar eine Bettpfanne nötig wird. Es bedeutet einen Teil Lebensqualität, noch selbst die Toilette benutzen zu können.

Rechtzeitig sollten auch nötige Hilfsmittel besorgt werden, z. B. Gehhilfen, Toilettenerhöhung, spezielle Eßhilfen usw.

Sehr angenehm können Massagetechniken sein, die über das Sinnesorgan Haut entspannen. Weitere Entspannungstechniken arbeiten über Visualisierungen oder einfachere körperliche Übungen. Techniken wie autogenes Training und Selbsthypnose sind zwar für viele Schwerstkranke zu anstrengend zu erlernen, einzelne können aber auch davon profitieren.

Bei Patienten mit Atemschwierigkeiten gelingt es häufig, durch Atemübungen Linderung zu erreichen. Atemübungen können aber auch über diesen physiologischen Ansatz hinaus den Körper beeinflussen:

Atemtherapie

Die Atemtherapie spricht den Menschen als Ganzes, als Einheit von Körper, Seele und Geist an. Sie arbeitet über Atem, Berührung, Stimme und Gespräch. Der Patient lernt in der Therapie seinen Atem als Ausdruck seiner momentanen körperlichen und seelischen Befindlichkeit kennen, sozusagen als Seismograph, der jeden Gedanken, jedes Gefühl, jedes Tun registriert, sich dadurch verändert und auch das Körpergefühl beeinflußt. Die Berührung des Therapeuten und die eigene Achtsamkeit lassen erspüren, wo der Atem frei fließen kann, d. h. wo der Patient Wärme, Leben und Energie spürt, und wo

Verhaltungen und Blockaden aufgebaut wurden. Diese gilt es zu lösen, um zum eigenen wesensgemäßen Atem zurückzufinden. Dann kann der Patient seinen Atem als innere Kraftquelle und als Ursprung alles Lebendigen in sich entdecken und zulassen.

In der Arbeit mit kranken Menschen hat sich die Atemtherapie in folgenden Punkten als besonders positiv und hilfreich erwiesen:

– Das Wohlbefinden des Kranken wird verbessert. Er erfährt seinen Körper nicht nur als Träger der Krankheit – die Konzentration wird von der schmerzenden Stelle abgezogen –, sondern auch als Ort des zeitweiligen Wohlbefindens, der Lebendigkeit.

– Die eigene Initiative des Betroffenen wird angesprochen. Nach ersten Anleitungen kann er zwischendurch alleine üben und selbst etwas für sein Wohlbefinden tun.

– Nicht das gedankenlose Anfassen ist gemeint, sondern die Berührung, der Versuch, den Menschen in seinem Innersten zu erreichen. Dies löst bei den Patienten ein wirkliches „Berührtsein" aus. Oft haben sie diese Art der Berührung seit der Kindheit schmerzlich vermißt.

– Atemübungen, die im Anfangsstadium der Krankheit praktiziert werden, können im Endstadium hilfreich sein.

– Diese Form des Kontaktes wird auch von Patienten angenommen, die schwer zu erreichen sind oder auch Angst vor menschlicher Nähe und Berührung haben, da sie Atemtherapie als „therapeutisch und neutral" einordnen. Dadurch können sie eventuell auch anderen Menschen gegenüber offener werden.

– Besonders Aidskranke reagieren sehr positiv auf Berührung, da sie sich oft als „unberührbar" abgestempelt empfinden.

– Durch die äußere Zuwendung und durch leichte Übungen zum Erspüren von Atem und Körper wird die Zuwendung zu sich selbst, die häufig blockiert ist und als egoistisch „verboten" gilt, gefördert. Vielleicht hilft das ein Stück weiter, um ja sagen zu können zum eigenen Schicksal.

Kunsttherapie

Kunsttherapie meint den Gebrauch von verschiedenen künstlerischen Medien wie Zeichnen, Malen, Collagieren und Plastizieren in einem therapeutischen Rahmen. Sie bietet Gelegenheit zu nichtverbalem Ausdruck, aber auch zum Austausch, zur Kommunikation. Unsere Gesellschaft bevorzugt die wissenschaftliche Weltsicht und opfert dabei die inneren und mystischen Aspekte des Lebens, die sich in Bildern ausdrücken. Darum ist besonders hier die Aussage von ursprünglichen Bildern und von Symbolen notwendig, will man ein so tiefgehendes Thema wie den Tod betrachten und verstehen. Wir alle verfügen über die Fähigkeit, in Symbolen zu denken. Die Kunsttherapie ist für diese Symbole ein natürliches Ausdrucksmittel.

Auch für die kunsttherapeutische Begleitung Sterbender sind die Grundvoraussetzungen die bestmögliche Schmerz- und Symptomlinderung sowie eine liebevolle Umgebung. Dadurch kann sich der Patient einer geistig seelischen Zuwendung öffnen, und der Weg in eine konstruktive Krankheits- und Schicksalsverarbeitung wird bereitet. Der Kranke erfährt seine kreativen und selbstheilenden Kräfte und findet den Mut, sich trotz des drohenden Endes noch positive Ziele zu setzen.

Wie ist es nun möglich, daß Gefühle und Probleme durch einen schöpferischen Prozeß bewußt gemacht und bewältigt werden können?

Zunächst wirkt bildnerisches Gestalten aus sich selbst heraus. Es handelt sich um einen kreativen Vorgang, bei dem sich der Gestalter wieder als aktiv Handelnder erleben kann und nicht mehr nur als passiv Erduldender. Dies gilt selbst dann, wenn die Bilder schmerzen, wenn sie Ängste und Depressionen beinhalten. Beim Malvorgang stellt sich der Gestalter im entspannten Zustand auf eine Emotion, einen körperlichen Schmerz oder ein bereits bewußtes Problem ein; er überlegt, hat eine Idee, bis er schließlich eine bildhafte Vorstellung entwickelt hat, die er dann umsetzt. Dazu wählt er bestimmte Farben, abgestimmt auf die Stimmungslage, setzt geeignete Formen zu aussagekräftigen Kompositionen zusammen. Schließlich überprüft er selbstkritisch das Entstandene, bevor er es anderen zeigt.

Bereits der Malvorgang selbst befriedigt den Gestalter, macht ihn vielleicht sogar stolz und gibt ihm ein Stück Selbstwertgefühl wieder. Er bekommt Kontakt zu den eigenen, meist vergessenen schöpferischen Kräften, und dies in einer Zeit, die beherrscht ist von Gefühlen der Ohnmacht und der Hilflosigkeit. Neben dieser Freude am Malen ist jedoch ein anderer Prozeß zu beobachten: Durch die Gestaltung bekommen negative Gefühle ein Gesicht, sie werden ein Gegenüber, mit dem man in Kontakt treten kann, so daß die aktive Auseinandersetzung möglich wird. Vor allem bei Bildern der Angst werden starke Emotionen in die Bilder gebannt; der von Ängsten Geplagte erlangt seine Fassung wieder. Der Gestaltungsvorgang hält den Betroffenen dazu an, sein Wirrwarr von Gedanken und Gefühlen zu ordnen; durch die symbolschaffende Arbeit mit Farbe und Form, die einen offenen Bildraum strukturiert, werden im übertragenen Sinn auch der äußere und innere Raum einer Person geordnet.

Man kann beobachten, daß gerade, wenn diffuse, halb unbewußte Ängste im Bild ihren Ausdruck finden, andere Bilder und Symbole an die Oberfläche gelangen können. Durch das Malen können auch Emotionen freigesetzt und entladen werden. Schon allein durch den Malvorgang selbst verändert sich die Stimmung des Gestalters. Das Malen kann also durchaus eine Änderung der vorherrschenden Emotionen hervorrufen; Wachstum und Reifung sind möglich.

Ergänzt werden diese Möglichkeiten, die in der bildnerischen Gestaltung selbst liegen, durch das Gespräch mit dem Kunsttherapeuten. Dadurch wird das Werk in den Zusammenhang mit der Lebenssituation gebracht. Die verbale Auseinandersetzung verstärkt den bewußteren Umgang mit Emotionen und Konflikten. Man kann die zu gestaltende Bildfläche als Symbol für das Leben des Gestalters auffassen. Entsprechend dem kleinen Rahmen der Bildfläche steht auch der Gestalter im vorgegebenen oder selbstgewählten Rahmen seines Lebens. Wie in einem Spiegel kann er dann im Bild Prozesse verfolgen, Standorte finden, Veränderbares und Bewahrendes entdecken und in Eigenverantwortung auf sein Leben übertragen. Im Rahmen einer behutsam-empathischen Gesprächsatmosphäre werden die Botschaften noch bewußter gemacht, die im Bild bereits enthalten und gestaltet sind. Dabei wird nur das und nur soviel im Bild angesprochen, wie der Betreffende im Moment aufzunehmen und anzunehmen vermag. Hier geht es nicht um Benotung und Bewertung, und auf jeden Fall ist eine Deutung zu vermeiden, die vor allem Fehler und Schwächen aufzeigt. Gemeinsam werden Quellen der Kraft gesucht, Selbstheilungsansätze und positive Zielvorstellungen in den Vordergrund gestellt. So kann eine Umorientierung weg vom Schaden und hin zu inneren Wachstumsmöglichkeiten stattfinden.

Damit geht die Kunsttherapie weit über eine heitere Beschäftigungsmöglichkeit hinaus. Voraussetzung ist dafür, daß der Therapeut eine tragfähige Beziehung zu dem Betroffenen aufbaut, eine Vertrauensebene schafft, die eine Atmosphäre der Geborgenheit vermittelt. Dazu abschließend ein Beispiel:

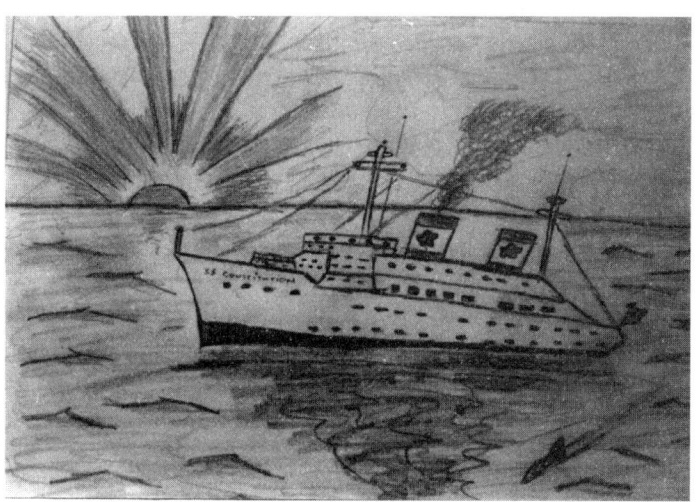

Abb. 4: Bild eines 49jährigen Krebspatienten

Der Gestalter dieses Bildes (Abb. 4) war früher Stuart auf einem Dampfer vor den Küsten Floridas. Eine Woche vor seinem Tod begibt sich der Kranke in seiner Erinnerung nochmals auf sein vielzitiertes Schiff. Alle Symbole in diesem Bild, vom Patienten liebevoll im Detail gezeichnet, signalisieren den nahen Abschied: Die untergehende Sonne befindet sich auf der linken Seite, also der Seite des Unbewußten und des Rückzugs, Schiff und Hai bewegen sich in die linke untere Bildhälfte. Der Meereshorizont überragt das Schiff bereits – bis auf ein kleines Stückchen Mastspitze. Dem Todkranken gelingt ein friedlicher Abschied auf Station.

Musik als Therapie bei Sterbenden

> Die Musik beantwortet die Frage, was das Leben sei, tiefer als alle Künste, indem sie in einer ganz unmittelbar verständlichen Sprache, die jedoch nicht in die Vernunft übersetzbar ist, das innerste Wesen allen Lebens und Daseins anspricht.
>
> Arthur Schopenhauer

Musik ist aus unserem täglichen Leben nicht mehr wegzudenken: Wir lassen uns mit leiser Musik wecken und singen Kinder in den Schlaf. Im Flugzeug entspannt uns vor dem Abflug geeignete Hintergrundmusik, genauso wie beim Einkaufen die Stimmung durch Musik verbessert werden soll. Musik beeinflußt uns, und wir nutzen das täglich mehrfach aus, bewußt oder unbewußt. Da Körperliches und Seelisches jedoch aufeinander einwirken – diese Zusammenhänge werden uns dank der psychosomatischen Forschung immer bewußter –, kann Musik auch zur Linderung körperlicher Leiden beitragen und die Heilung beschleunigen. Seit Jahrhunderten wird deshalb Musik auch therapeutisch eingesetzt; Plato und Aristoteles sind, wenn man so will, die antiken Vorläufer der modernen Musiktherapie.

Damit stellt sich die Frage: Wenn Musik Heilung unterstützt, kann sie dann auch bei Sterbenden sinnvoll eingesetzt werden? Schließlich handelt es sich beim Gesundwerden und beim Sterben um entgegengesetzte Vorgänge mit unterschiedlichem Ausgang, zumindest wenn man sich auf den körperlichen Bereich beschränkt.

Kann Musik Sterbenden helfen?

Daß Musik auch bei Sterbenden eingesetzt werden kann, ist relativ neu. Bisher gibt es nur wenige Erfahrungsberichte, die diesen Bereich protokollieren. Eine Fülle von Erkenntnissen vermittelt das Buch „Musiktherapie bei Sterbenden" von Susan Munro, auf das wir uns im folgenden in der Hauptsache beziehen.

Ein unheilbar Kranker und Sterbender erlebt, sobald er sich seiner Situation bewußt wird, in seinem Inneren einen ungeheuren Aufruhr von Gefühlen, mit denen er umgehen muß. Musik kann ihm dabei helfen, das Unsagbare zu artikulieren und seine Gefühle auszudrücken; ein ähnlicher Vorgang ist zu beobachten, wenn ein Liebender seine Liebe durch ein Lied oder durch einen Schlager auszudrücken versucht, weil ihm die Worte fehlen. Den von Trauer erfüllten Patienten kann Musik trösten, den erregten beruhigen. Ein sanfter musikalischer Rhythmus kann Atemnot, Unruhe und Todesangst reduzieren helfen.

Es ist wünschenswert, daß sich der Patient an seiner Therapie durch aktive Musikausübung beteiligt, solange er dazu fähig ist. Man kann ihn zum Singen ermuntern oder ihm einfache Instrumente anbieten, z. B. leichte Saiteninstrumente (Harfe oder Leier), Blockflöten, Trommeln. Damit wird der Patient kreativ. Im Musizieren kann er, wie beim Malen, seine Seele ausdrücken. Im günstigsten Fall öffnet die Musik dem Therapeuten den Zugang zu der Individualität des Patienten und erleichtert dem Kranken die verbale Kommunikation. Im Unterschied zum medizinischen Bereich wird der Patient nicht mit Musik „behandelt", sondern wird selbst zum Handelnden.

Ist die aktive Mitwirkung des Kranken nicht oder nicht mehr möglich, kann er immer noch aufgezeichnete Musik hören. Aber auch in dieser Form der Therapie ist er nicht rein passiv. Er bedient den Kassettenrecorder und entscheidet damit, wann er Musik hören oder abschalten will, er wählt die für ihn passende Musik aus. Selbst in einem Mehrbettzimmer kann er sich so mit Hilfe von Kopfhörern seinen Privatbereich schaffen. „Die Musik, die ein Mensch bevorzugt, spiegelt Dimensionen seines inneren Seins wieder, seine Gefühle, seine Wahrnehmung und seinen Lebensstil" (Munro S. 41).

Was kann der Musiktherapeut tun?

Die palliative Betreuung umfaßt den ganzen Menschen in seinen körperlichen, psychischen, spirituellen und sozialen Bereichen. Die Musiktherapie kann mithelfen, die oft schlimmen Auswirkungen einer unheilbaren Krankheit zu lindern und den Sterbevorgang zu erleichtern, auch wenn sie ihn nicht verhindern kann. Grenzen sind ihr gesetzt, wenn der Kranke ganz in Ruhe gelassen werden will und auch Musik ablehnt.

Die Ganzheitstherapie erfordert engste Zusammenarbeit des Musiktherapeuten mit allen Personen, die um den Patienten bemüht sind. Er muß vom interdisziplinären Team über die Krankengeschichte informiert und über alle Veränderungen auf dem Laufenden gehalten werden. Im Gegenzug sind „Workshops" eine Hilfe, um die anderen Mitglieder des Teams für den besonderen Beitrag der Musiktherapie zu sensibilisieren. Durch die dort weitergegebene Information wird es den anderen Mitarbeitern möglich, aufmerksamer und einfühlsamer zu beobachten, ob und wann Musik in der Behandlung des Sterbenden weiterführen könnte.

Die individuelle Eigenart des Patienten verlangt dem Musiktherapeuten großes Einfühlungsvermögen ab. Auch hier muß der Kranke seine Entscheidungsfreiheit behalten dürfen. „Die schwere Aufgabe, den vielschichtigen Bedürfnissen eines Patienten gerecht zu werden, dem der Tod droht, kann nur erfüllt werden, wenn die Einzigartigkeit jedes Individuums voll berücksichtigt wird" (Munro S. 40).

Wenn kein Musiktherapeut zur Verfügung steht

Nur wenige Hospizgruppen können auf Musiktherapeuten zurückgreifen. Musik spielt jedoch überall eine große Rolle: Häufig werden Instrumente, etwa Klavier oder Orgel, in einer stationären Einrichtung plaziert, die gemeinsames Musizieren anregen sollen; es werden, häufig durch die ehrenamtlichen Helfer, Musikkassetten gesammelt, geordnet, den Patienten angeboten, wofür tragbare Geräte zur Verfügung gestellt werden. Das Personal und die Helfer erforschen das spezielle Musikinteresse der Patienten, und hin und wieder werden Konzerte organisiert.

Wer Musik auf diese Weise unterstützt, benötigt kein Musikstudium; Musik ist ihm wichtig und macht ihm selbst Freude. Eine gezielte musiktherapeutische Behandlung muß jedoch dem ausgebildeten Therapeuten vorbehalten bleiben. Auch hier ist es wichtig, sich selbst zurückzunehmen und nicht das, was man selbst als schöne Musik empfindet, dem Sterbenden aufzudrängen. Wenn beim Bewußtseinsgetrübten Musik abgespielt wird, sollte sichergestellt sein, daß ihm dies auch früher angenehm war, denn nun kann er sich nicht mehr zur Wehr setzen. Vorsicht ist also angebracht, ein Zuviel kann auch hier schaden.

Auch die musiktherapeutische Behandlung eines sterbenden Patienten beinhaltet Risiken. Es lohnt sich jedoch, sie auf sich zu nehmen, denn die Musik kann eine einmalige und unwiederholbare Kommunikation zwischen dem Patienten und dem Therapeuten herstellen. Was sich dabei abspielt, bleibt ein Wagnis und im Tiefsten ein Geheimnis. „Als Musiktherapeuten führen wir unsere Patienten auf ihrer Reise. Wir behüten sie, stützen sie und helfen ihnen, bedeutungsvolle Themen zu identifizieren (...). Im Bereich dieser Arbeit gehört es ganz wesentlich zur Musiktherapie dazu, daß wir selber weiterwachsen und auf der Suche nach der Bedeutung des Lebens

sind. Dies muß sich wie ein roter Faden durch all unsere Inter-
aktionen mit Patienten ziehen, darf sich aber nicht mit unseren eigenen Bedürfnissen verstricken" (Munro S. 84).

Weiterführende Literatur:
Munro S., Musiktherapie bei Sterbenden, G. Fischer/Bärenrei-
ter, 1986

4. Die Todesspritze, eine tatsächlich gewünschte Lösung?

Unsere Ausführungen zum Thema „Solange wir leben" blie-
ben unvollständig, wiesen wir nicht zumindest darauf hin,
daß es Menschen gibt, die diese Lebensspanne vor dem Tod
mit der dazugehörigen Unsicherheit, Abhängigkeit von frem-
der Hilfe und schwindender Leistungsfähigkeit nicht ertragen können. Viele Betroffene spielen mit dem Gedanken, dem
Leben vorzeitig ein Ende zu setzen. Es klingt in den Gesprächen mit ihnen an und scheint tatsächlich eine Phase der
Bewältigung der eigenen Endlichkeit darzustellen: Die Auseinandersetzung damit, ob ich unter den jetzigen Umständen noch leben möchte, zeigt mir gleichzeitig den Wert des
jetzigen Lebens auf. Man kann durchaus auch beobachten,
daß bei ein und demselben Betroffenen der Wunsch auf Le-
bensverkürzung mit dem Wunsch auf Lebensverlängerung ab-
wechselt.

Obwohl diese Gedanken als normal gelten können, ist die
Suizidrate bei Sterbenden nicht höher als in der Allgemeinbevölkerung. Der nachhaltige Wunsch nach aktiver Sterbehilfe
wird nur sehr selten beobachtet, wenn dem Sterbenden eine
umfassende medizinische und pflegerische Unterstützung zur
Verfügung steht und Menschen um ihn sind, zu denen er eine
enge, liebevolle Beziehung hat. Hinter dem Ausspruch „Ich
will endlich sterben!" verbirgt sich oft der Hilferuf „So will
ich nicht mehr leben!" Menschlicher ist es doch dann, Leiden
erträglich zu gestalten, als Leid samt Mensch zu beenden.

Ein Wort an die Angehörigen zu der häufig vergessenen Auswirkung von aktiver Euthanasie: Gerade die Beispiele aus den Niederlanden zeigen, wie schwer es Angehörigen fällt, den bewußten Tod ihrer Lieben zu verarbeiten. Wenn ein Sterbender die tödliche Spritze erhält, weil sein Leiden unerträglich ist, gräbt sich dieses Leiden der letzten Lebenstage in die Erinnerung der Angehörigen ein. Wenn die letzten Lebenstage dagegen einigermaßen erträglich gestaltet werden konnten, werden auch davorliegende, schlimmere Zeiten besser bewältigt. Entscheidend für die Weiterlebenden scheint also zu sein, wie die letzte Lebenszeit erlebt wurde.

Neben den Angehörigen gibt es noch eine andere Gruppe, die gesondert betrachtet werden muß, und zwar die professionellen Helfer: Pflegekräfte, Ärzte und andere, die beruflich Sterbende begleiten. Einige von ihnen treten explizit für aktive Euthanasie ein, nicht immer nur verbal, wie so manches Gerichtsverfahren uns gelehrt hat. Oft kann man nachvollziehen, wie sehr sie sich um Sterbende kümmern, mit ihnen leiden. Jedoch sollte kritisch auseinandergehalten werden, wessen Leiden im Vordergrund steht. Bei einem tief Komatösen, dessen körperliche Signale darauf hindeuten, daß er keine Schmerzen empfindet, können wir mit Sicherheit annehmen, daß er kein Leid empfindet. Steht jemand an dessen Bett und sagt sich: „Wenn ich so daliegen müßte, würde ich furchtbar leiden", dann folgert er irrtümlich, der Komatöse leide. Dies zeigt, wie schwierig es ist, das Leiden anderer zu beurteilen und insbesondere, ein unbewußtes Sich-Hineindenken zu vermeiden.

Gerade für engagierte professionelle Helfer ist es hart, Leiden anzusehen. Auch Hospize verhindern bei allen Erfolgen nicht das Leiden. Man versucht dort aber, es gemeinsam mit den Betroffenen auszuhalten, da die im Hospiz Tätigen nun einmal zur Überzeugung gefunden haben, daß Leiden zum Leben dazugehört. Dieser gemeinsame Weg auch im Leiden ist mitunter sehr bedrückend.

Die derzeit bei uns diskutierte Frage, ob aktive Euthanasie legalisiert werden soll, stellt sich für die Autorinnen nicht, weil sie aufgrund ihrer ethischen Einstellung das eigene Leben als nicht verfügbar ansehen. Wir leben aber in einer pluralistischen Gesellschaft und müssen anerkennen, daß einige Menschen das Recht auf selbstbestimmten Tod erkämpfen wollen. Es ist uns ein großes Anliegen, zunächst das Recht auf menschenwürdiges Sterben, das Recht auf bestmögliche Unterstützung in dieser äußerst schwierigen Lebensphase für alle Betroffenen durchzusetzen. Dazu gehört auch das bereits existierende Recht auf passive Euthanasie (siehe Kapitel „Was ist Hospiz?", S. 14).

Für uns steht fest, daß die Legalisierung der aktiven Euthanasie nicht im Zusammenhang mit Sterbenden, sondern als grundsätzliche ethische Frage diskutiert werden muß: Soll einem Menschen, der seine Lebenssituation (aus welchen Gründen auch immer) als unerträglich empfindet, die Wahl zwischen Suizid und aktiver Euthanasie per Gesetz zustehen?

Es geht also darum, wie wir mit Leiden als Bestandteil des menschlichen Daseins umgehen; die Sterbenszeit immer auch als Leidenszeit hinzustellen heißt zuzugeben, daß man die Möglichkeiten der Sterbebetreuung, wie sie in der Hospizbewegung entwickelt wurden, nicht kennt.

Literatur:
Schockenhoff E., Sterbehilfe und Menschenwürde, Pustet, Regensburg 1991

Teil III:
Hilfen für Familien und Helfende

Der folgende Teil wendet sich an alle, die als Verwandte, Freunde oder Hospizhelfer einen sterbenden Menschen begleiten. Im ersten Beitrag kommen Themen aus dem so entscheidend wichtigen Bereich der Kommunikation zur Sprache. Der zweite Schwerpunkt sind Informationen und Hilfestellungen bei Problemen, wie sie erfahrungsgemäß im Alltag der Betreuung häufig auftreten. Für besonders wichtig halten die Autorinnen den letzten Abschnitt, in dem angesprochen wird, wie sich die Helfer gegenseitig unterstützen und so verhindern können, daß die Betreuung eine zu große Belastung für sie selbst wird. Alles, was wir für den Sterbenden tun wollen, funktioniert eben nur, wenn das wichtigste Werkzeug einsatzbereit bleibt, nämlich wir selber.

1. Kommunikation

Sprechen mit sterbenden Menschen

„Niemand fragt mich, wie es mir wirklich geht." Dieser nicht selten geäußerte Appell schwerkranker Menschen läßt aufhorchen, zeigt er doch Sprachlosigkeit und Ohnmacht angesichts von Sterben und Tod. Keiner von uns ist bisher gestorben. Was uns fremd ist, macht natürlicherweise Angst.

Untersuchungen in einer deutschen Uniklinik haben ergeben, daß schwerkranke Patienten, die an einer nicht heilbaren Erkrankung litten, dreimal solange nach ihrem Klingelzeichen auf die Schwester warten mußten wie diejenigen, deren Krankheit heilbar war.

Was hindert uns, ein Gespräch mit einem Menschen zu führen, der vielleicht bald sterben wird?

a) Die Angst, eine Antwort geben zu müssen, wo es vielleicht gar keine Antwort gibt;
b) daß ich als Helfer oder Angehöriger plötzlich selbst mit einem existentiellen Bereich meines Lebens konfrontiert werde, der mir aber nicht vertraut ist.

Aufhebung

Sein Unglück
ausatmen können
tief ausatmen,
so daß man wieder
einatmen kann
Und vielleicht auch
sein Unglück sagen können
in Worten
in wirklichen Worten,
die zusammenhängen
und Sinn haben
und die man selbst noch
verstehen kann
und die vielleicht sogar
irgendwer sonst versteht
oder verstehen könnte
und weinen können.

Das wäre schon
fast wieder
Glück

Erich Fried, Beunruhigungen
aus: Gesammelte Werke. Verlag Klaus Wagenbach, Berlin 1993

Kommunikation im Überblick

Sprechen mit einem anderen Menschen können wir auf unterschiedliche Weise:

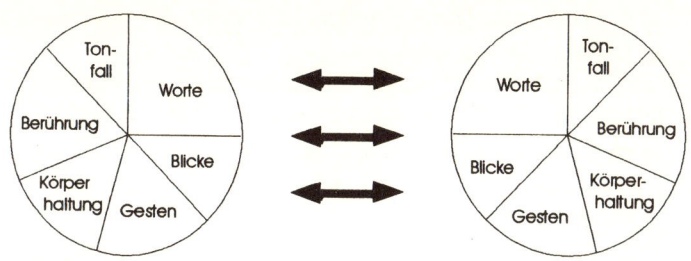

Aus diesem Schema wird deutlich, daß nur ein Viertel dessen, was zwischen zwei Menschen geschieht, durch Worte erfolgt. 75 % der Kommunikation läuft ohne Worte ab, also durch Blicke, Gesten, Tonfall, Körperhaltung, durch die Art der Berührung. Wenn diese sogenannte nonverbale Kommunikation einen so großen Anteil an der Kommunikation hat und Worte vielleicht gar nicht das Gewicht haben, das wir ihnen in unserer Gesellschaft normalerweise geben, lohnt es sich, das Nonverbale bewußt in die Kommunikation miteinzubeziehen.

Körperhaltung oder Tonfall übertragen häufig Stimmungen und Haltungen aus unserem Unbewußten. Vor allem schwierige Gefühle werden für den anderen spürbar, auch wenn das dem Absender nicht bewußt ist. Nicht selten sagen unsere Worte etwas anderes aus als unsere Sprache ohne Worte. Diese Diskrepanz zwischen Gesagtem und Ungesagtem bringt dann normalerweise den Kontakt ins Stocken. Es geht nicht mehr weiter.

Ein Beispiel:
Mir ist als Helfer nicht bewußt, daß ich in Zeitdruck bin und heute noch viele Dinge vorhabe. Bei meinem Besuch möchte ich – auch das meine ich ehrlich – mich ganz auf den kranken Menschen einstellen. Ich sage ihm auch, daß ich Zeit habe. Und plötzlich stockt das Gespräch, der Kranke zieht sich zurück, vielleicht mit der Bemerkung: „Ich will dich nicht länger aufhalten, Du hast ja sicher noch viel zu tun." Und da fällt mir ein, daß ich völlig unbewußt auf die Uhr geschaut habe.

Kranke, sterbende Menschen sind besonders sensibel für die Zwischentöne im Kontakt.

Nonverbale Kommunikation und innere Haltung der Helfenden

Die nonverbale Kommunikation vermittelt die innere Haltung des Helfers. Für ein Gespräch mit einem schwerkranken Menschen gibt es nun hilfreiche Einstellungen und andere, die nicht hilfreich sind. Folgende Tabelle gibt einen Überblick:

Hilfreiche innere Haltung:

Interesse
Achtung vor dem Anderssein des anderen (wer kennt den anderen wirklich?)
Respekt
Zuneigung
Aufmerksamkeit
Gefühl von Solidarität (auch ich werde eines Tages sterben)

Nicht hilfreiche innere Haltung:

Angst, die Macht über mich hat
Desinteresse
Unlust
Überforderung
Abneigung
Ekel
Ungeduld/Zeitnot
Gleichgültigkeit
Neugier

Diese Gefühle zeigen sich am deutlichsten in der Sprache ohne Worte.

Als Helfer ist es sinnvoll, sich über die eigene innere Haltung Klarheit zu verschaffen. Wenn ich überfordert bin oder die Angst mich lähmt und mir dieses bewußt wird, werde ich keine zu großen Erwartungen an ein für den sterbenden Menschen hilfreiches Gespräch haben. Es genügt dann, daß ich meine Arbeit, die von mir erwartet wird, gut mache. Vielleicht ergibt sich ein anderer Zeitpunkt, an dem meine innere Stimmung es mir ermöglicht, mich ganz auf ein Gespräch einzustellen. Im günstigsten Fall ist der kranke Mensch dann auch in einer solchen offenen Situation.

Beispiel:
Zwischen der Besucherin und einer krebskranken Frau bestand bereits seit mehreren Monaten eine gute Beziehung. Immer wieder deutete die Patientin an, daß sie Angst vor der Zukunft habe; jedesmal jedoch, wenn die Besucherin vorsichtig versuchte, näher darauf einzugehen, wich die Patientin aus. Eines Tages erfuhr die Besucherin, daß immer nach dem Besuch, der am Vormittag stattfand, die Strahlenbehandlung angesetzt war, die die Patientin jedesmal sehr belastete. Daraufhin verlegte die Besucherin ihre Besuchszeiten in den Nachmittag. Nun begannen intensive Gespräche über die Ängste der Patientin, weil sie unter den geänderten Umständen innerlich dazu in der Lage war.

Wenn die innere Haltung des Helfers eine positive ist, dann kommen Interesse und das Bemühen, den anderen zu verstehen, auch ohne wohlgesetzte Worte an. Oft ist in einer Situation, in der keine Worte zur Verfügung stehen, in einem hilflosen Stottern mehr an Nähe und Bereitschaft enthalten als in angelernten, wohlformulierten Sätzen.

Ebenen der Kommunikation

Sprache lebt davon, daß sie mehr ausdrücken kann als die Worte vordergründig meinen. Nicht nur in der Dichtung spielen diese Bedeutungen zwischen den Zeilen, die Assoziationen und Mehrfachbedeutungen eine Rolle, sondern auch im täglichen Umgang. Unsere Stimmung spiegelt sich in unserer Wortwahl, ja sogar darin, wie wir unsere Umwelt erleben.

Wenn wir uns darum bemühen, Kommunikation bewußt zu verwenden, bietet es sich an, diese verschiedenen Ebenen wahrzunehmen und je nach Situation darauf einzugehen. In der Praxis hat sich die Vereinfachung auf drei Ebenen als hilfreich erwiesen: die sachliche, die emotionale und die Beziehungsebene. Sehen wir uns an einem Beispiel an, wie ein Helfer auf eine Aussage unterschiedlich reagieren kann:

Aussage des Schwerkranken: „Heute ist alles so grau."

Reaktion auf sachlicher Ebene: „Das Wetter ist schon seit Tagen schlecht."

Reaktion auf emotionaler Ebene: „Dir geht es wohl heute nicht gut."

Reaktion auf der Beziehungsebene: „Was kann ich für Dich tun?"

Auf der sachlichen Ebene bleibt der Kontakt im Vordergründigen, sozusagen an der sichtbaren Oberfläche. Auf der emotionalen Ebene wagt sich der Helfer in eine verborgene Schicht vor; dies ist insofern riskant, als Helfer leicht Aussagen des kranken Menschen übereifrig interpretieren. Bei der Beziehungsebene geht es um ein Miteinander, also die Bedeutung der Aussage für die Beziehung zwischen den beiden Gesprächspartnern.

Beide Gesprächspartner haben die Wahl, im Gespräch andere Ebenen aufzusuchen oder auch nicht. Es gibt Situationen, in denen beide verbal im Sachlichen bleiben, aber sich Assoziationen zuspielen. Um beim obigen Beispiel zu bleiben, könnte eine Reaktion auch sein: „Hoffentlich kommt etwas blauer Himmel durch!" Es gehört viel Einfühlungsvermögen dazu, zu erspüren, wann es dem Gegenüber hilft, wenn Emotionen oder Beziehungen direkt angesprochen werden.

Rollenspezifische Kommunikation

Häufig kann man im Krankenhaus bei Stationsbesprechungen erleben, daß die verschiedenen Mitarbeiter über unterschiedliche Aussagen von ein und demselben Patienten berichten.

Nun ist Kommunikation zunächst ein sehr individueller Kontakt; jeder von uns weiß recht genau, welche Probleme er mit welcher Person aus dem Bekanntenkreis am liebsten besprechen würde. Darüber hinaus kann man jedoch auch ein rollenspezifisches Verhalten beobachten: Der Patient wird dem Arzt andere Informationen geben als der Krankenschwester oder dem Seelsorger, je nachdem, wen er für was als zuständig betrachtet: Durch Person und Funktion des Seelsorgers werden oft verschüttete Fragen nach Gott, nach dem Sinn des Lebens geweckt; Gefühle des Verlassenseins, Angst vor dem Leben nach dem Tod und Schuldgefühle tauchen besonders dann auf, wenn Seelsorger ihre Begleitung anbieten. Bei Krankenschwestern werden seltener spirituelle Fragen gestellt, noch weniger bei Ärzten. Diese Berufsgruppen sind Hoffnungsträger für körperliche Heilung, gute Pflege, liebevolles Versorgtwerden; für Fragen und Nöte in diesen Bereichen gelten sie als kompetente Ansprechpartner.

So sehr diese Informationsteilung auch Zeitersparnis bedeutet und durchaus adäquat sein kann (den Seelsorger interessiert der Stuhlgang sicher nicht), so sinnvoll ist es jedoch für die verschiedenen Betreuer, im Austausch zu bleiben, da sonst wichtige Informationen verlorengehen: Bei schwer beherrschbaren Schmerzen ist es für den Arzt wichtig, von der Existenz tiefgehender spiritueller Probleme zu erfahren. Gerade in der Begleitung Sterbender muß ja die Gesamtsituation des Betroffenen berücksichtigt werden, um die nötige ganzheitliche Betreuung zu erreichen. Der Austausch zwischen den einzelnen Berufsfachgruppen, zwischen Professionellen und Helfern, ist dazu die Voraussetzung.

Mitteilungsmöglichkeiten sterbender Menschen (nach E. Kübler-Ross)

Verbale Auseinandersetzung

Wenn schwerkranke Menschen die Worte Tod und Sterben benutzen, möchten sie mit dem Helfer in klaren Worten über das bevorstehende Sterbenmüssen sprechen. Vermutlich haben diese Menschen auch im Lauf ihres gesunden Lebens die Dinge beim Namen genannt und haben zumindest keine Angst vor den Worten. Das heißt aber nicht, daß sie keine Angst vor dem Sterben haben.

Verbale Symbolsprache

Häufig drücken sterbende Menschen verschlüsselt ihr Wissen um ihren bevorstehenden Tod aus. Dies kann bedeuten, daß der Patient den Helfer testen möchte, wie weit dieser bereit ist, die verschlüsselten Mitteilungen zu begreifen bzw. ob die Angst des Helfers diesen hindert, sie zu verstehen und über das Sterben zu sprechen. Es kann aber auch bedeuten, daß der sterbende Mensch sich selbst schont, indem er die Wahrheit nur verschlüsselt ausspricht. Manchmal fallen dann Sätze wie „Ich möchte unbedingt nochmal heim". Dieses „nochmal" ist leicht zu überhören. Bei aufmerksamen Hinhören kann vielleicht dahinter zu spüren sein, daß dem Patienten klar ist, wie es um ihn steht. Bei alten Menschen oder sehr gläubigen Patienten wird oft der Wunsch geäußert, endlich „heimgehen" zu dürfen. Dieses „Heimgehen" kann auch die Sehnsucht nach Geborgenheit über den Tod hinaus ausdrücken.

Manche Kranke sprechen kurz vor ihrem Tod sehr viel von Versicherungen. Sie ahnen vielleicht, daß ihr Leben bald zu Ende sein wird und möchten noch wichtige Dinge in Ordnung bringen.

Träume sterbender Menschen sind oft deutliche Botschaften aus dem Unbewußten. Ein Patient wartete im Traum auf einen Matrosen, der ihn über das Meer bringen würde. Träume sind Eigentum dessen, der geträumt hat. Es steht also Helfern nicht zu, diese zu interpretieren. Vielleicht genügt dem Helfer ja auch eine Ahnung, daß in dem Traum des Patienten eine Botschaft verborgen war, die ihm vielleicht helfen kann, sein baldiges Sterben anzunehmen.

Nonverbale Symbolsprache

Diese Form wird meist von Kindern gebraucht, indem sie nicht über ihren Tod sprechen, sondern sich anders mitteilen, z. B. in Bildern. Hier sollte der Helfer nicht verbal auf die Mitteilung reagieren, sondern durch sein Verhalten zeigen, daß er verstanden hat, was das Kind ihm mitteilen wollte.

Der Sterbeprozeß – emotionale Gestimmtheiten und Verhaltensweisen

Wir haben uns bereits mit den verschiedenen Reaktionsformen des Betroffenen auseinandergesetzt, die bei der Nachricht über den eigenen schlimmen Zustand auftreten können. Diese verschiedenen Emotionen beeinflussen die Kommunikation natürlich tagtäglich.

Ereignisse, die das Fassungsvermögen übersteigen, werden – ganz menschlich – zuerst einmal verneint. Vielleicht erinnern wir uns in gesunden Tagen an besonders starke Erlebnisse, schöne oder schreckliche. Die erste Reaktion war: „Das darf nicht wahr sein!" Häufig wird diese Schockreaktion in der Fachliteratur als Verleugnen oder Verdrängen bezeichnet. Wir glauben eher, daß die Seele Zeit braucht, sich mit dieser bitteren Wahrheit des Unausweichlichen vertraut zu machen.

Zorn, Aggression, ja eine wahre Flut von Gefühlen überschwemmen Menschen auf ihrem Weg im Sterben. Schwierige Gefühle wie Wut und Zorn sind oft nicht an Gott oder die Ärzte gerichtet, sondern eher gegen die Menschen, von denen der Kranke am wenigsten befürchten muß, daß sie ihn ablehnen, also zum Beispiel Angehörige, Freunde oder Helfer.

Ein Beispiel:
„Die Hauptsache, *Sie* sind gesund!", so begrüßte eines Tages eine Patientin ihre Besucherin, mit der sie eine vertrauensvolle gute Beziehung verband. Wäre die Angesprochene in ihrer Betroffenheit über den agressiven Unterton hängengeblieben („Schließlich komme ich doch jeden Tag und tue mein

Bestes"), hätten sich bei der Patientin Schuldgefühle entwik-
kelt. Auch die Kranke wußte ja, daß ihre Besucherin keine
Schuld an ihrer schweren Erkrankung hatte. Auf die Antwort
der Besucherin hin „Heute ist es wohl ganz besonders schwer
für Sie" konnte die Patientin dann ihre Verzweiflung über ihr
Schicksal äußern und sich auch ein Stück befreien.

Wenn Menschen beginnen, Gott oder dem Schicksal ein Ver-
handlungsangebot zu unterbreiten („wenn ich wieder gesund
werde, dann mache ich eine große Stiftung"), dann kann der
Helfer dieses Verhandeln verstehen als Ausdruck der eigenen
Ohnmacht und Kleinheit gegenüber dem großen Gott, dem
unausweichlichen Schicksal.

Die schwerste Zeit für Menschen, die auf ihren Tod zu-
gehen, ist wohl die Zeit der depressiven Stimmungen, der
Kontaktlosigkeit, des Gefühls, sie befänden sich in einem
schwarzem Loch. Fast jeder Helfer hat Angst, sich von depressiven Stimmungen des Patienten anstecken zu lassen. Also
wird versucht, möglichst schnell wieder einen harmonischen,
freundlichen Zustand herzustellen. Jedoch erreichen gut ge-
meinte Äußerungen wie „Sie sind so traurig, und draußen
scheint die Sonne" den Patienten meist nicht. Dieser ist in
seiner Zurückgezogenheit mit seinem Abschiednehmen und
der Trauer allein. Vielleicht braucht er sogar diese Zeit, um
sich auf seinen Tod vorzubereiten. Es steht Helfern nicht zu,
Patienten „um jeden Preis" wieder fröhlich zu machen.

In dieser Zeit können Angehörige und Helfer wenig tun.
Hier geht es um das Mit-aushalten, um das Da-sein und vielleicht manchmal um das Mit-weinen.

Diese verschiedenen emotionalen Zustände betreffen also
nicht nur den Sterbenden, sondern auch die Umgebung. Dabei
spielt die Veranlagung des Betroffenen eine große Rolle; ein
schon in gesunden Tagen depressiver Mensch wird wahr-
scheinlich in seinem Sterben den depressiven Zustand sehr
intensiv erleben, während ein kranker Mensch, der auch als
Gesunder Gefühle wie Angst oder Zorn gut äußern konnte,
weniger Probleme damit haben dürfte.

Es fällt auf, daß es manchmal sozial engagierten Menschen, die selbst plötzlich an Krebs erkranken, besonders schwerfällt, ihre Krankheit zu akzeptieren. Äußerungen wie „Und das passiert mir, wo ich doch mein ganzes Leben für andere geopfert habe", zeigen vielleicht, daß diese Menschen während ihres gesunden Lebens einseitig die helfende freundliche Seite gelebt haben und ihren sonstigen Gefühlen zu wenig Raum gegeben haben.

Hoffnung und Hoffnungslosigkeit

Ein Mensch braucht die Spanne zwischen Hoffnung und Hoffnungslosigkeit zum Leben. Ohne Hoffnung ist Leben nicht vorstellbar. Auch ein schwerkranker, sterbender Mensch braucht Hoffnung, und sei es nur die Hoffnung, nicht alleingelassen zu werden. Im Laufe einer todbringenden Krankheit ist immer wieder festzustellen, daß sich die Hoffnung auf immer Näherliegenderes richtet. War früher die Hoffnung groß, wieder gesund zu werden, richtet sich mit fortschreitender Erkrankung die Hoffnung vielleicht auf das Erleben des nächsten Frühjahrs. Für Helfer ist es wichtig, illusionäre Hoffnungen nicht zu stützen, aber auch nicht auszureden; in diesen Fällen kann man versuchen, auf die Wünsche und Erinnerungen einzugehen, die damit verbunden sind. Wenn ein sterbender Mensch davon träumt, noch eine Reise in den Süden zu machen, seine physische Konstitution dies aber ausschließt, ist es sicher nicht hilfreich zu überlegen, wann diese Reise am besten unternommen wird. Eher sind gemeinsame Phantasien angebracht, was an dieser Reise schön sein könnte, welche Erinnerungen vielleicht an frühere Reisen damit verbunden sind. Sich gemeinsam an schönen Bildern und Erinnerungen zu freuen, bedeutet Verlagerung der Aufmerksamkeit des kranken Menschen weg von der augenblicklich aussichtslosen Situation hin zu wohltuenden Empfindungen.

Ein Beispiel:

Eine krebskranke Frau, deren Schmerzen trotz aller Bemühungen schwer zu kontrollieren waren, erzählte einer Besucherin von ihrem ersten Liebeserlebnis als Sechzehnjährige in einem Kornblumenfeld in Ostpreußen. Es stiegen in ihr Gefühle und Bilder auf, die sie ihre Schmerzen für eine halbe Stunde vergessen ließen. Während ihrer Erzählungen empfand sie sich nicht als alt und sterbenskrank, sondern wieder als jung und lebendig. „Spurensuchen" nannte Paul Sporken, der in der Begleitung sterbender und schwerkranker Menschen sehr erfahrene holländische Pastoraltheologe, diese Möglichkeit.

Sinnfragen und Seelsorge

Ein Leben nach dem Tode

Glauben Sie fragte man mich
An ein Leben nach dem Tode
Und ich antwortete: ja
Aber dann wußte ich

Keine Auskunft zu geben
Wie das aussehen sollte
Wie ich selber
Aussehen sollte
Dort

Ich wußte nur eines
Keine Hierarchie
Von Heiligen auf goldenen Stühlen
Sitzend
Kein Niedersturz
Verdammter Seelen
Nur

Nur Liebe frei gewordene
Niemals aufgezehrte
Mich überflutend
Kein Schutzmantel starr aus Gold

Mit Edelsteinen besetzt
Ein spinnwebenleichtes Gewand

Ein Hauch
Mir um die Schultern
Liebkosung schöne Bewegung
Wie einst von thyrrhenischen
Wellen ...
Wortfetzen
Komm du komm

Schmerzweh mit Tränen besetzt
Berg- und Talfahrt
Und deine Hand
Wieder in meiner
So lagen wir lasest du vor
Schlief ich ein
Wachte auf
Schlief ein
Wache auf
Deine Stimme empfängt mich
Entläßt mich und immer
So fort

Mehr also, fragen die Frager
Erwarten Sie nicht nach dem Tode?

Und ich antwortete
Weniger nicht

Marie-Luise Kaschnitz
aus: Ein Wort weiter. © 1965 Claassen Verlag GmbH, Hamburg
und Düsseldorf (jetzt Hildesheim)

Angesichts des Lebensendes werden Fragen nach dem Sinn
des Lebens, nach Gott, einem Leben nach dem Tod, Schuld
und Vergebung hörbar. Schwerkranke Menschen erleben oft,
daß sich für diese Fragen kaum Ansprechpartner finden. Der
Kranke wird auf den Seelsorger verwiesen, obwohl er diesem
die Frage gar nicht gestellt hatte.

Es wird hier keinesfalls die wertvolle Arbeit von Seelsorgern in Zweifel gezogen; bei vielen spirituellen Problemen besitzt der Seelsorger nun einmal die nötige Fachkompetenz, und wie schon vorher erwähnt, warten manche Patienten gerade auf den Seelsorger, um ihre Fragen zu stellen. Wir sollten jedoch als Begleiter nicht von uns aus alles Spirituelle auf den Seelsorger abschieben, wenn der Sterbende ausgerechnet uns anspricht; Sterbende suchen sich ganz bewußt den aus, mit dem sie über ihre spirituellen Nöte und Bedürfnisse sprechen wollen.

Der Sterbende wünscht sich einen Begleiter auf dem Weg zu möglichen Antworten auf seine Fragen. Es geht ihm selten um abstrakte theologische Erörterungen, sondern um Grundfragen menschlicher Existenz aus der konkreten Betroffenheit heraus. Ihm ist kaum damit gedient, sofort Antworten und Rat-„schläge" zu erhalten. Ein Mitmensch, der bereit ist, zu seinem eigenen Glauben oder seinen Zweifeln zu stehen, zeigt sich dem Kranken gegenüber solidarisch in der Bereitschaft zu Erfahrung und Wachstum. Je eher wir bereit sind, spirituelle Fragen aufzugreifen, desto eher sprechen uns Sterbende auch darauf an.

Seelsorge kann geistige Pflege aller sein, die sich um den sterbenden Menschen sorgen. Seelsorge sollte kenntlich sein an Freundlichkeit ohne Betulichkeit, Hilfsbereitschaft ohne sanften Zwang, Sachlichkeit ohne Überheblichkeit, Klarheit ohne Schulmeisterei und Frömmigkeit ohne Bigotterie oder Überzeugungslust.

In Hospizen wird nicht missioniert. Sterbende Menschen dürfen die Gewißheit haben, daß sie in ihrem Glauben oder Nichtglauben respektiert werden und ein offenes Ohr für ihre Fragen finden.

Literatur
Im Bereich der Seelsorge bei sterbenden Menschen existieren zahlreiche ausgezeichnete Veröffentlichungen; deshalb haben wir diesen Abschnitt bewußt kurz gehalten und empfehlen zusätzliche Literatur, z. B.:

Pera, H., Sterbende verstehen. Ein praktischer Leitfaden zur Sterbebegleitung, Herder, Freiburg 1995.

Wahrheit am Krankenbett

Eine Auseinandersetzung mit der eigenen Endlichkeit wird sehr erschwert, wenn dem Betroffenen die Wahrheit vorenthalten wird. Gerade beim Verheimlichen der Wahrheit fallen Worte und nonverbale Kommunikation auseinander, und die Kommunikation wird falsch. Die Wahrheit zu sagen bedeutet nicht, den Betroffenen der Hoffnungslosigkeit anheim zu geben, sondern den Weg für die kleineren, realistischen Hoffnungen zu ebnen. Eine Situation, in der der Betroffene von einer „Mauer des Schweigens" bezüglich seines wichtigsten Themas, nämlich seines tatsächlichen Zustandes, umgeben ist, isoliert ihn und ist für alle Beteiligten die denkbar ungünstigste Situation. Deshalb ist Wahrhaftigkeit im Umgang mit sterbenden Menschen oberstes Gebot etwa im Bereich der Hospizarbeit.

Nun wird allerdings Wahrheit mit Richtigkeit verwechselt. Wahrheit ist ein Beziehungsgeschehen, Richtigkeit eine sachliche Angelegenheit. Wahrheit unterscheidet sich von Richtigkeit dadurch, daß Wahrheit Zeit braucht – sowohl Zeit, sie zu vermitteln, als auch, sie ertragen zu lernen. Es kommt darauf an, den richtigen Zeitpunkt zu finden, um ein wahrhaftiges Gespräch zu führen. Übermittlung und Erfahrung von Wahrheit kann nicht in einem einzigen Gespräch erledigt werden. Wahrheit ist ein Prozeß, der Schritt für Schritt miteinander gegangen werden muß. Die Schrittgröße und auch die Geschwindigkeit wird vom Betroffenen bestimmt; der Helfer muß erspüren, was der Betroffene bereits weiß, was er tatsächlich wissen möchte, was er gerade akzeptieren kann. Es geht nicht darum, daß der sterbende Mensch gezwungen wird, seinen Zustand nun endlich zu begreifen. Manche Menschen haben ihr ganzes Leben lang Probleme wegschieben können. Auch bei diesen Menschen gelingt es, im Gespräch zumindest keine Unwahrheit zu sagen, auch wenn sie nicht die volle Wahrheit hören wollen.

Der Betroffene signalisiert also, wieviel er an Information erhalten möchte. Der Helfer muß eine große Bereitschaft zum

Zuhören mitbringen sowie die Bereitschaft dazu, gerade nicht zu sagen, was seiner Meinung nach nun gut für den Betroffenen wäre.

Das Gespräch mit den Betroffenen wird sehr erleichtert, wenn alle Beteiligten informiert sind über das, was dem Sterbenden bereits mitgeteilt wurde. Nur dann ist es nämlich möglich, zu unterscheiden, ob der Betroffene verleugnet oder tatsächlich nicht weiß, wie es um ihn steht.

Ein Beispiel:
Ein Patient bespricht mit dem Arzt ausführlich die Krebserkrankung und den derzeitigen Stand der Therapiemöglichkeiten. In der Nacht äußert er der Nachtschwester gegenüber „Schwester, was habe ich denn eigentlich?" Weiß die Schwester nichts von dem Gespräch am Nachmittag, kann sie auch das Gespräch nicht aufrichtig fortsetzen und wird vermutlich den Arzt auffordern, dem Patienten endlich zu sagen, was er hat. Ist sie über das Aufklärungsgespräch informiert, so fällt es ihr leichter, das Verleugnen des Patienten zu erkennen, sich in dieser Situation vielleicht hinzusetzen und zurückzufragen: „Was glauben denn Sie, was Sie haben?" Dann wird der Patient vermutlich erneut seine Sorgen und zwiespältigen Gefühle äußern.

Wahrheit im Umgang miteinander entlastet alle, Betroffene wie Helfer.

Wenn sterbende Menschen nicht mehr sprechen

Wenn sterbende Menschen nicht mehr sprechen, werden oft auch Helfer und Angehörige stumm. Die Hilflosigkeit der Helfer wird an dieser Stelle besonders deutlich. Es ist zweifellos schwer, einen Menschen anzusprechen, der nicht mehr antworten kann. Die Einseitigkeit des Gesprächs wird als belastend erlebt. Es kommt nichts mehr zurück, es entsteht kein verbaler Dialog, und das macht hilflos.

Ein sterbender Mensch ist immer ansprechbar, auch ohne sicht- oder hörbare Reaktionen. Er kann vielleicht oder will nicht mehr antworten. Manchmal ist ja auch schon alles gesagt, und der sterbende Mensch will seine letzte Kraft für sein Sterbenmüssen einsetzen.

Hören können Menschen sehr viel länger, auch wenn sie scheinbar nicht mehr reagieren. Wenn Helfer sensibel und aufmerksam auf den Patienten achten, werden sie oft Zeichen sehen, über die der Kranke durchaus reagiert, wenn auch nicht mit Worten. Vielleicht wird die Atmung ruhiger in unserer Gegenwart. Hände erwidern, oft fast nicht wahrnehmbar, einen Druck als Antwort auf das, was Helfer gesagt haben. Es lohnt sich, genau und aufmerksam hinzuspüren.

In anthroposophischen Kliniken werden sterbenden Menschen alte Volksmärchen vorgelesen. Viele, vor allem alte Menschen, verbinden mit Märchen Erinnerungen an ihre Kindheit. Liebgewordene Texte, Psalmen oder Liedverse können Sterben erleichtern.

Nicht jeder sterbende Mensch braucht einen anderen zur Begleitung in sein Sterben hinein. Oft tritt genau dann der Tod ein, wenn Angehörige oder Helfer kurz die Station verlassen oder die Schwester suchen. Vielleicht benötigt der sterbende Mensch seine ganze Kraft – ungebunden von trauernden Angehörigen – zum Sterben?

Literatur:

Pera H., Weinert B., Mit Leidenden unterwegs, Leipzig 1991

Sporken P., Hast Du denn bejaht, daß ich sterben muß?, Düsseldorf 1990

Schweidtmann W., Sterbebegleitung, Stuttgart 1992

2. Ein Daheim zum Leben und Sterben

Nach Umfragen wünschen sich die meisten Menschen das, was heute eher selten vorkommt, nämlich daheim sterben zu können. Im folgenden stellen wir Überlegungen dazu an, ob das im Einzelfall möglich ist. Anschließend fassen wir die wichtigsten Hinweise für die Bewältigung dieser Zeit zu Hause zusammen.

Daheim bleiben?

Was sollte bedacht werden, wenn ein sterbender Mensch die letzte Lebensphase zu Hause verbringen will?

Das Wichtigste ist, daß es der Betroffene *und* die Angehörigen tatsächlich wollen. Falls der Sterbende bettlägerig ist, hat es sich als hilfreich herausgestellt, wenn zumindest eine Person in der Wohnung des Sterbenden mit übernachten kann. Professionelle Unterstützung im medizinischen und pflegerischen Bereich sollte für zu Hause organisierbar sein. Es ist eine große Erleichterung, wenn eine Krankenhausstation, die den Betroffenen gut kennt, jederzeit für eine notfallmäßige Aufnahme bereit ist, falls unerwartete Schwierigkeiten das erfordern.

Leider kommt es trotz bester Vorsätze aller Beteiligten meist zu einem Ablauf, der dem folgenden Beispiel ähnelt:

Die Angehörigen bemühen sich sehr, den Sterbenden zu Hause gut zu versorgen. Zunächst funktioniert alles. Dann aber stellen sich kleine Probleme ein, zum Beispiel einige wenige Atemnotsanfälle beim Sterbenden, Schlafstörungen bei der Schwiegertochter, die die Betreuung hauptsächlich übernimmt; der Sohn ist in seiner Arbeit manchmal unkonzentriert und handelt sich Ärger bei den Kollegen ein. Als er eine Woche Urlaub nehmen möchte, um seine Frau einmal längere Zeit ablösen zu können, wird ihm dies rundweg abgelehnt.

Dann kommt eine Tante zu Besuch, die alles besser weiß und kein gutes Haar an der Schwiegertochter läßt. In der folgenden Nacht tritt eine massive Atemnotattacke beim Sterbenden auf, der Hausarzt ist gerade nicht erreichbar, und der Notarzt veranlaßt eine sofortige Notaufnahme ins nächste Krankenhaus. Obwohl die Atemnot dort gut behandelt werden kann, ist an eine baldige Entlassung nicht zu denken, da die Angehörigen völlig erschöpft sind. Der Betroffene stirbt schließlich im Krankenhaus.

Was geschah? Langsam häuften sich viele kleine Probleme an, verstärkten sich gegenseitig, bis schließlich die Situation entgleiste.

Ziel der Betreuung zu Hause muß es sein, jedes einzelne der vielen Probleme in der Sterbephase so gering wie möglich zu halten, damit die Situation für alle erträglich bleibt. Es geht also um eine vorausschauende, kompetente Betreuung, die, wenn nötig, sofort zusätzlich Hilfe organisiert, um das Betreuungsnetz tragfähig zu halten. Erfahrungsgemäß ist es sinnvoll, diese organisatorische Leitung einer Person zu übertragen, die das dafür nötige Wissen besitzt; häufig wird dies die Schwester der Sozialstation oder der Hausarzt sein, oder, wenn vorhanden, eine Brückenschwester oder ambulante Hospizschwester.

Folgende Gegebenheiten erleichtern das Sterben,
besonders zu Hause:
Liebevolle Beziehung zwischen den Beteiligten;

ein Sterbender, der seine Situation akzeptiert und Hilfe annehmen kann;

gut beherrschbare körperliche Beschwerden;

ausreichende räumliche Gegebenheiten mit einfachem Zugang von/nach außen;

zuverlässige, kompetente professionelle Unterstützung, jederzeit im Notfall erreichbar;

zusätzliche Unterstützung durch Freunde bzw. Helfer für die Angehörigen;

offene Gespräche über Krankheit, Tod, weitere Probleme.

Folgende Faktoren erschweren das Sterben,
besonders zu Hause:
Zwist unter den Beteiligten, insbesondere unter den pflegenden Angehörigen;

schwankende Einstellung des Sterbenden zur eigenen Krankheit/Situation;

schlecht beherrschbare Beschwerden, besonders Unruhe-, Verwirrtheitszustände;

professionelle Unterstützung nicht ausreichend;

überlastete Angehörige;

im Notfall lediglich unbekannter Notdienst erreichbar;

Isolation der Angehörigen, fehlende Unterstützung von außen;

zusätzliche anderweitige Belastungen;

mangelnde Aufklärung über Schwere der Erkrankung;

Mauer des Schweigens;

fehlende finanzielle Mittel.

Betreuungsnetz

Es existiert eine Fülle von Unterstützungsmöglichkeiten für die Betreuung eines Sterbenden zu Hause, doch erfahrungsgemäß bereitet es einige Mühe, überhaupt herauszufinden, was im eigenen Umkreis tatsächlich vorhanden ist (siehe Abb. 5). Wenn im Krankenhaus die Entlassung geplant wird, hilft der Sozialdienst des Krankenhauses weiter; zu Hause kann weiterführende Information vom zuständigen Sozialarbeiter in der Stadtverwaltung bzw. beim Landratsamt eingeholt werden. Der Hausarzt, eine erfahrene Schwester von der ambulanten Sozialstation oder ein ambulanter Hospizdienst liefern wertvolle Informationen. Wegen der ausgeprägten regionalen Unterschiede können wir hier nur allgemeine Hinweise geben.

Zuvor jedoch noch ein Hinweis: Es ist nicht für jeden einfach zu akzeptieren, daß viele unterschiedliche Personen nun täglich durch die eigene Wohnung gehen. Dies bringt Unruhe ins Haus, häufig auch wechselnde Bezugspersonen. Dieser Umstand sollte rechtzeitig besprochen werden, damit sich Betroffene wie Angehörige darauf einstellen können.

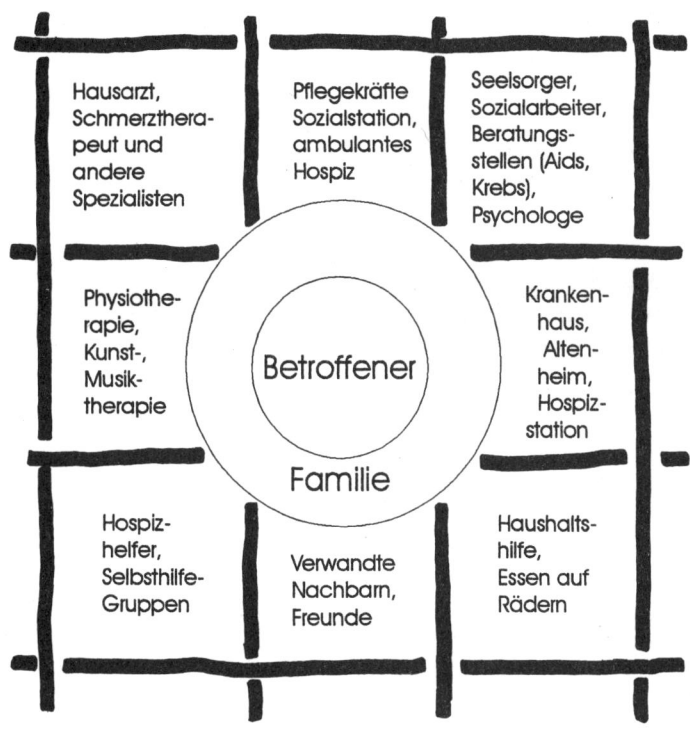

Abb. 5: Betreuungsnetz

Pflege

Wenn man als Laie in die Situation kommt, einen Menschen längere Zeit zu pflegen, empfiehlt es sich auf jeden Fall, einen Einführungskurs in Pflege zu besuchen. Nicht nur der Pflegebedürftige profitiert davon, sondern auch die eigene Zufriedenheit – und auch der eigene Rücken. Gute Hinweise enthält die unten angegebene Pflegebroschüre des Bundesministeriums für Arbeit und Sozialordnung.

Es ist wichtig, rechtzeitig eine ambulante Sozialstation (oder einen privaten Pflegedienst) anzusprechen, selbst wenn die Angehörigen die Pflege übernehmen. Die Krankenschwestern kennen viele Erleichterungen in der Pflege und können die Angehörigen gut anleiten. Sollte die Pflege die Angehörigen allein überfordern, ist es rasch möglich, zusätzliche Unterstützung zu erhalten. Die Pflegekräfte wissen auch, welche Hilfsmittel notwendig sind, und helfen bei der Organisation.

Steht die Entlassung eines bettlägerigen Sterbenden aus dem Krankenhaus an, so inspiziert am besten vorher eine Krankenschwester die Wohnung, um zu klären, was zu besorgen ist:

Wird ein Krankenbett benötigt?

Wenn der Betroffene sein Bett ausdrücklich bevorzugt, muß dann sein Bett dafür hergerichtet werden (Anregungen siehe Abbildung 6)?

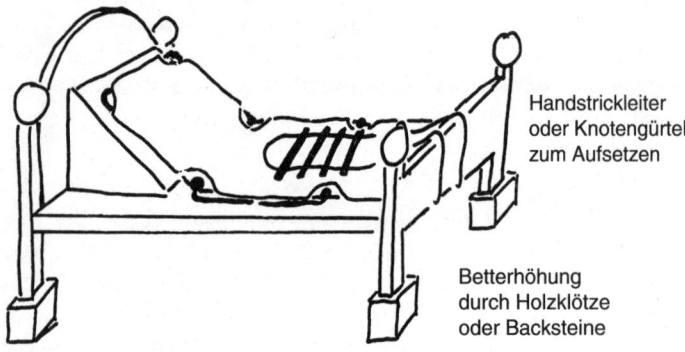

Schrägstellen des Kopfteils durch Keilkissen (überzogener Schaumstoff) oder Gästeliege (darauf Matratze)

Handstrickleiter oder Knotengürtel zum Aufsetzen

Betterhöhung durch Holzklötze oder Backsteine

Bett insgesamt schräg stellen: durch verschieden hohe Klötze vorne/hinten

Abb. 6: Erleichterungen für das eigene Bett

Toilettenstuhl nötig?
Was muß besorgt werden, um das Wundliegen zu vermeiden?
Tischventilator bei Atemnot?
Und vieles mehr.

Angehörige können außerdem unterstützt werden durch:
Tag- oder Nachtwache, Fahrdienst für Behinderte, Haushaltshilfe, Essen auf Rädern, ehrenamtliche Mitarbeiter verschiedenster Organisationen (z. B. kirchliche Gemeinden, Hospizgruppen); Selbsthilfegruppen für Angehörige; Beratung in finanziellen Fragen (z. B. Einsparungen durch Schwerbehinderten-Status); Informationen über die neu eingeführte Pflegeversicherung gibt die Krankenkasse oder der Sozialdienst.

Der Arzt

Manchmal befindet sich der behandelnde Arzt nicht in der Nachbarschaft des Betroffenen. Man muß klären, ob der Arzt auch trotz weiter Wege bereit ist, jederzeit Hausbesuche zu übernehmen. Ist das nicht möglich, lohnt es sich, mit dem Hausarzt gemeinsam zu überlegen, an welchen Arzt man sich für Hausbesuche und Notfallbetreuung wenden kann. Gerade für Sterbende ist es schwierig, bei einer akuten Verschlechterung auf den Notarzt angewiesen zu sein; dieser kennt den Patienten nicht und ist von seiner Funktion her darauf eingestellt, notfalls eine Reanimation durchzuführen. In der Regel weist ein herbeigerufener Notarzt einen Sterbenden ins Krankenhaus ein, da er ohne Kenntnis der Vorgeschichte selbst kleine Probleme nicht rasch beheben kann. Sicherlich ist eine stationäre Einweisung häufig adäquat, jedoch ist es besser, dies von einem mit der Situation vertrauten Arzt feststellen zu lassen.
Bei Schwierigkeiten in der Behandlung von Beschwerden sollte der Betroffene mit seinem Hausarzt besprechen, welcher Facharzt zu konsultieren wäre, z. B. ein Schmerztherapeut oder eine Schmerzambulanz, vielleicht der Arzt einer

Palliativstation oder eines Hospizes. Dies bedeutet keine Kritik am Hausarzt, wie so viele Patienten meinen. Es ist vielmehr in der Medizin üblich, in schwierigen Fällen einen Experten zu fragen.

Stationäre Einrichtungen

Stationäre Einrichtungen haben ebenfalls, entsprechend ihrer Funktion, Vor- und Nachteile für einen Sterbenden. Je nach Grund für die Einweisung wird man also eine „passende" Institution auswählen, vorausgesetzt, man verfügt in erreichbarer Nähe überhaupt über die entsprechenden Möglichkeiten:

Eine kurzfristige Entlastung der Angehörigen bei stabilem Zustand des Sterbenden kann durch Kurzzeitpflegestationen erreicht werden. Sind die Angehörigen mit der Pflege langfristig überlastet, sollte ein Platz in einem Pflegeheim gesucht werden. Geben medizinische Probleme zum Teil oder ganz den Ausschlag für die Einweisung, so benötigt man ein Krankenhaus, am besten natürlich dasjenige, in dem der Patient bereits behandelt wurde. Insbesondere wenn medizinisch-pflegerische Probleme in den letzten Stunden eine Einweisung erzwingen, ist es von großem Vorteil, ein kooperatives, kleines Krankenhaus bzw. eine Station ansprechen zu können, die den Sterbenden bereits kennt, um ein erneutes „Durchchecken" zu vermeiden. Universitätskliniken oder andere Krankenhäuser der höchsten Versorgungsstufe sind dagegen besonders geeignet, wenn spezielle Verfahren zur Symptomkontrolle benötigt werden, also z. B. Strahlentherapie oder operative, selten durchgeführte Verfahren. In sehr komplexen Fällen – meist liegen gleichzeitig Probleme im körperlichen, psychischen, spirituellen und sozialen Bereich vor – lohnt es sich, eine Palliativstation oder ein stationäres Hospiz zu kontaktieren; es kann durchaus auch eine Überweisung vom Krankenhaus in das Hospiz sinnvoll sein.

Vor und nach dem Tod daheim

Die letzten Stunden

Wie bereits im ersten Teil dieses Buches angedeutet, hilft es, Ängste oder Unsicherheiten aller Beteiligten durchzusprechen, zum Beispiel zu erwartende Komplikationen im Sterben. Notfallmedikamente sollten, soweit erforderlich, bereitgehalten werden, ebenso Rufnummern für den Notfall (Hausarzt, Station für Notfalleinweisung, ambulante Hospizschwester, Sozialstation, Krankentransport ect).

Besonders wichtig ist es, rechtzeitig Unterstützung für die Hauptpflegepersonen zu organisieren, deren Kräfte zu schonen, sich abzuwechseln, um auch einen unerwartet langsamen Todesverlauf aushalten zu können.

Kann der Sterbende seine Medikamente nicht mehr schlucken, überprüft der Hausarzt, welche Medikamente zur Linderung der Beschwerden weiter nötig sind und verschreibt sie als Zäpfchen oder als Spritzen, die unter die Haut gegeben werden. Um den Angehörigen das Spritzen zu ersparen, können auch einfache Pumpen dafür verwendet werden. Besonders die Schmerzmittel werden bis zuletzt verabreicht. Engmaschige Besuche des Hausarztes, so daß Komplikationen rechtzeitig behandelt werden können, und ständige Erreichbarkeit unterstützen die Angehörigen in diesen schweren Stunden sehr.

Die Mundpflege wird intensiv weitergeführt. Normalerweise wird ein Bettlägeriger alle 4 Stunden umgelagert, um das Wundliegen zu vermeiden. Wirkt der Sterbende dadurch belastet, kann darauf in den letzten Stunden auch verzichtet werden; dann wird eine bequeme Lagerung durch Abstützen mit Kissen erzielt. Wirken die Augen trocken, da der Lidschlag seltener erfolgt, werden Augentropfen (künstliche Tränen) verabreicht.

Manchmal tritt in den letzten Stunden eine rasselnde Atmung auf, und zwar beim tief bewußtlosen Sterbenden. Ursache dafür sind vermutlich nachlassende Schutzreflexe, so daß Schleim und Speichel aus dem hinteren Mundbereich nicht mehr abgehustet und verschluckt werden. Die daraus resultierende geräuschvolle Atmung belastet die Anwesenden sehr; fraglich ist, ob der Sterbende davon beeinträchtigt ist, zumal häufig die Einatmung nicht behindert ist. Es hilft manchmal, die Lagerung zu ändern (z. B. den Sterbenden auf die Seite zu legen oder den Kopfteil vom Bett hochzustellen). Falls die Atmung erschwert erscheint, kann der Schleim mechanisch (absaugen) oder medikamentös verringert werden.

In den letzten Stunden werden als Besuche nur noch engste Vertraute empfangen; je nach Wunsch sorgen leise Musik, gedämpftes Licht, Gebet oder Stille für eine ruhige und möglichst entspannte Atmosphäre. Es ist normal, Gefühle zu zeigen, zu weinen, sich gegenseitig zu halten. Für Helfer können unerwartete Verhaltensweisen auftreten, z. B. wenn ein Außenstehender einer Familie mit anderem kulturellen Hintergrund beisteht.

Todeseintritt

Immer wieder kommt es vor, daß nun in Panik der Rettungsdienst oder die Polizei angerufen wird – das sollte jedoch vermieden werden. Wenn Hilfe nötig ist, sollten die vorbereiteten Rufnummern (z. B. Hausarzt, ambulante Hospizschwester, Seelsorger) benutzt werden.

Meist handelt es sich um einen wirklich friedlichen Übergang. Ist ein Mensch gestorben, so ist es wichtig, nicht sogleich in hektische Betriebsamkeit zu verfallen. Nichts drängt. Der Verstorbene ist gegangen; um es zu fassen, braucht es Zeit.

Die Anwesenden verabschieden sich noch einmal ganz bewußt vom Verstorbenen. Meist stehen die Augen offen; der nächste Angehörige schließt sie. Vielleicht hilft ein gemeinsames Gebet – ein Vater unser, ein Psalm oder eigene Gebete –, vielleicht ist Stille angenehmer. Ein schöner Psalm zum Abschied ist der 121. Psalm:

Ich hebe meine Augen auf zu den Bergen:
 Woher kommt mir Hilfe?
Meine Hilfe kommt vom Herrn,
 der Himmel und Erde gemacht hat.
Er läßt deinen Fuß nicht wanken;
 er, der dich behütet, schläft nicht.
Nein, der Hüter Israels
 schläft und schlummert nicht.
Der Herr ist dein Hüter, der Herr gibt dir Schatten;
 er steht dir zur Seite.
Bei Tag wird dir die Sonne nicht schaden
 noch der Mond in der Nacht.
Der Herr behüte dich vor allem Bösen,
 er behüte dein Leben.
Der Herr behüte dich,
 wenn du fortgehst und wiederkommst,
 von nun an bis in Ewigkeit.

Danach

Ein letzter Liebesdienst kann es sein, den Toten noch einmal zu waschen.

Wird eine spezielle Bekleidung (Totenhemd, manchmal auch festliches Kleid) gewünscht, wird diese nun angelegt. Der Verstorbene wird gerade hingelegt, evtl. die Hände gefaltet. Persönlicher Schmuck, etwa der Ehering, wird manchmal belassen, manchmal als besondere Erinnerung abgenommen. Das Gebiß wird eingesetzt, der Unterkiefer mechanisch an den Oberkiefer gedrückt, bis die Totenstarre eingetreten ist, z.B. durch Hochbinden, durch Einklemmen eines Kissens.

Eine Kerze anzünden, einen Strauß Blumen (Lieblingsblumen) ans Totenbett stellen, weinen, sich in die Arme nehmen, bei dem Verstorbenen sitzen, all das kann helfen, sich in die neue Situation einzufinden.

Der Arzt wird verständigt, damit er den Totenschein ausstellt, und je nach Wunsch wird der Seelsorger gerufen.

Das Herrichten des Leichnams (siehe oben) kann gemeinsam mit oder alleine durch die Krankenschwester oder durch das Personal des Bestattungsinstitutes erfolgen; diese müssen dann ebenfalls verständigt werden.

Der Verstorbene muß nicht sofort außer Haus gebracht werden (gesetzliche Regelungen siehe Teil I), die Angehörigen dürfen und können sich also Zeit nehmen, so, wie sie es für richtig halten.

Literatur:
Pflegen Zu Hause – Ratgeber für die häusliche Pflege
Bundesministerium für Arbeit und Sozialordnung
Referat Öffentlichkeitsarbeit
Postfach 14 02 80
53107 Bonn
Tel. 02 28 / 5 27 - 11 11
Diese Broschüre ist kostenlos, bitte schriftlich oder telefonisch bestellen.

Tausch-Flammer, D., Die letzten Wochen und Tage; Diakonie-Korrespondenz Nr. 1/94; Diakonisches Werk der EKD, Zentraler Vertrieb, Karlsruher Str. 11, 70771 Leinfelden-Echterdingen

Bickel, L. / Tausch-Flammer, D., Wenn ein Mensch gestorben ist – Wie gehen wir mit dem Toten um? Anregungen und Hilfen, Herder, Freiburg 1996

3. Familie und Helfende

Zeit der Sterbebegleitung

Das Zusammenwirken von Außenstehenden und Angehörigen bei der Pflege (nicht nur) zu Hause wirft eine Fülle von Möglichkeiten und Schwierigkeiten auf. Wir können hier nur einige Punkte ansprechen. Am wichtigsten erscheint uns, daß auch ehrenamtliche Helfer ihre Funktion innerhalb der Beziehung immer wieder kritisch hinterfragen und in einer begleitenden Supervision hinterfragen lassen.

Die Lebensbegleiter des Sterbenden sind auch die wichtigsten Sterbebegleiter. Daran ändern Spezialausbildungen des professionellen oder ehrenamtlichen Personals nichts. Es geht also darum, als Helfer zu stützen und zu ersetzen, was von der Familie nur unzureichend geleistet werden kann. Ziel ist es aber, die Familie zu befähigen, ihre Funktion als Sterbebegleiter wahrzunehmen, nicht etwa, sie zu verdrängen.

Besondere Schwierigkeiten treten auf, wenn Außenstehende in Familiendramen mit eingespannt werden. Man sollte dies möglichst rechtzeitig erkennen und sich mit Wertungen sehr zurückhalten.

Helfer, die in der Krisensituation der Sterbebetreuung auf eine Familie treffen, können folgende Fragen als Hilfen für die Einschätzung der Situation verwenden:

- Was sind die Stärken der einzelnen Familienmitglieder? Was ist die Stärke der Gesamtfamilie? Wie können diese Stärken helfen/unterstützt werden?
- Was sind die Bedürfnisse der einzelnen Familienmitglieder/der Familie als Ganzes? Wie können diese Bedürfnisse erfüllt werden?
- Welches Risiko besteht beim Einsatz von Helfern? Für den Betroffenen? Für die Familie? Für die Helfer?
- Was kann während der Krankheit hinsichtlich der Stärkung der Familie und deren Erhalt nach dem Tod des Betroffenen getan werden?

117

Anregungen für die Trauerzeit

Für eine Unterstützung der Hinterbliebenen ist es nicht unbedingt erforderlich, den Verstorbenen gekannt zu haben. Dies hat zwar den Vorteil, gemeinsame Erlebnisse besprechen zu können, aber auch den Nachteil, daß der Helfer selbst seinen Abschied zu verarbeiten hat. Manchmal ist es auch leichter, ohne genaue Vorkenntnisse dem Trauernden zuzuhören und nicht gleich zu sagen: „Aber das war doch ganz anders..." Der Trauerweg kann auch über illusionäre Ausgestaltungen des Vergangenen führen.

Auch wenn also der Helfer, der den Verstorbenen mitbetreut hat, nicht unbedingt selbst die Familie weiter begleitet, so sind doch seine Aussagen und Beobachtungen eine wertvolle Hilfe, wenn es darum geht herauszubekommen, was die Hinterbliebenen benötigen. Dazu folgende Überlegungen:

– Welche Wirkung hat die Abwesenheit des Verstorbenen auf die Überlebenden? Auf die Einzelnen? Auf die Familie als Ganzes? Auf die Beziehungen zwischen den einzelnen Familienmitgliedern?
– Ist abzusehen, ob für einzelne Familienmitglieder in der Zeit der Trauer ein besonderes Risiko besteht (siehe auch Teil I, Trauerwege)?
– Welche Trauerbegleitung erscheint hilfreich?

Neben all diesen Gedanken darf jedoch das Einfachste und Wichtigste nicht vergessen werden: Der Trauernde muß gefragt werden, was er nötig hat, nicht nur bei der Beerdigung, sondern auch später immer wieder. In der Praxis kann dies so aussehen:

Etwa sechs Wochen nach der Beerdigung ruft der Helfer bei den Hinterbliebenen an und erkundigt sich, wie es ihnen geht. Dabei werden weitere Kontakte angeboten (Besuche, regelmäßige Telefonate) und gegebenenfalls vereinbart. Besondere Gedenktage, z. B. der nächste Geburtstag des Verstorbenen oder Weihnachten, können ebenfalls ein Anlaß sein, den Hinterbliebenen zu vermitteln, daß man weiter an sie denkt und für sie bereitsteht.

Hospizgruppen bieten Trauerbegleitung in verschiedenen Formen an. Neben der individuellen Aussprache laden manche Hospizinitiativen die Hinterbliebenen zu gemeinsamen Gedenkfeiern ein, meist über ein Jahr nach dem Tod. Viele Angehörige sind froh um diese Möglichkeit zum gegenseitigen Austausch. An einigen Orten existieren Selbsthilfegruppen für Menschen in Trauer, initiiert nicht nur von Hospizinitiativen. Es lohnt sich, darüber Bescheid zu wissen und Angehörige darauf aufmerksam zu machen.

Jeder, der einen schmerzhaften Verlust erlebt hat, weiß um die Wohltat von einfühlsamer Begleitung in der schweren Zeit von Trauer und Umstellung. Was sollte ein Helfer dabei beachten?

– Der Trauernde gibt an, was er braucht:
   wieviel Nähe,
   wieviel Aussprache,
   wieviel Schweigen,
   wieviel Ablenkung,
   wieviel Klagen.
– Der Helfer muß auch „dumm dasitzen" können.
– Dem Trauernden wird Zeit gelassen, um
   den Tod zu akzeptieren,
   sich zu lösen,
   sich mitzuteilen,
   im Glauben Hilfe zu suchen,
   wichtige Entscheidungen zu treffen,
   sich selbst zu vergeben,
   sich zu erlauben, es sich wieder gut gehen zu lassen,
   neue Freunde zu gewinnen,
   zu lachen.

Trauer beansprucht Raum und Zeit in unserem Leben, ist Teil unseres Lebens. Alles Wissen und Reden um die Trauer nimmt nicht den Schmerz. Er muß durchlebt werden, und Trauer ist der Prozeß der Heilung.

> *Bedenket: Den eigenen Tod, den stirbt man nur,*
> *aber mit dem Tod der anderen muß man leben.*
> Mascha Kaleko

4. Praktische Hilfen und Informationen

Medizinisch-pflegerischer Bereich

Einige körperliche Probleme treten bei sterbenden Menschen recht häufig auf und belasten Betroffene und Betreuende. Auch ohne professionelle Ausbildung kann jeder seinen Teil zur Verbesserung der Beschwerden beitragen. Die folgenden Informationen möchten dazu Anregungen vermitteln; gleichzeitig soll gezeigt werden, wie wichtig das Ineinandergreifen von kompetenter professioneller Hilfe und Unterstützung durch Angehörige und Helfer ist.

Zur besseren Übersichtlichkeit haben wir bei den körperlichen Beschwerden jeweils die gleiche Einteilung (Allgemeine Erläuterungen, fachliche Hilfen, weitere Hilfen) sowie eine teilweise stichpunktartige Darstellung gewählt.

Schmerzen

Allgemeine Erläuterungen
Bei rund 75 % aller Krebserkrankungen im fortgeschrittenen Stadium treten Schmerzen auf; alle Menschen, bei denen Krebs diagnostiziert wird, befürchten, daß unerträgliche Schmerzen auf sie zukommen. Gerade auf dem Gebiet der Schmerzkontrolle hat die moderne Medizin große Fortschritte erzielt, so daß es tatsächlich möglich ist, bei über 90 % der Patienten mit Krebs und Schmerzen diese zu minimalisieren, und zwar mit Medikamenten zum Schlucken oder zum einfachen Spritzen unter die Haut. Für die wenigen Patienten, bei denen dies nicht ausreicht, stehen noch andere, technisch aufwendigere Verfahren zur Verfügung, etwa die rückenmarksnahe Schmerzmittelgabe, oder Operationen, bei denen die Schmerzweiterleitung unterbrochen wird.

Schmerz ist die subjektive Empfindung einer körperlichen Schädigung, die durch psychische Einflüsse moduliert wird. Daher ist Schmerz nicht objektivierbar, allein der Betroffene weiß, wie stark etwas weh tut. Die enge Verzahnung von

Schmerzwahrnehmung und Psyche erklärt aber auch, warum gerade bei Sterbenden eine rein körperlich orientierte Schmerztherapie nicht ausreicht: Alle anderen Probleme verstärken das Leiden, welches als „Schmerz" empfunden wird. Die Erleichterung der Gesamtsituation des Sterbenden ist genauso wichtig wie die medikamentöse Schmerzbekämpfung; das eine kommt ohne das andere nicht aus.

Beispiel:
Auf eine Palliativstation wurde eine Patientin wegen einer schwer behandelbaren Schmerzsymptomatik eingewiesen. Binnen kurzem waren die Schmerzen zwar weitgehend gelindert, jedoch schrie die Patientin immer wieder plötzlich in akuten Schmerzen. Das Personal rannte, verabreichte zusätzlich Medikamente – kurz: die Station war in Aufruhr. Dieser für alle belastende Zustand währte so lange, bis jemandem auffiel, daß diese Schmerzen immer am Nachmittag gegen 16 Uhr auftraten. Um diese Zeit kam stets der Ehemann zu Besuch. Nun erst stellte sich heraus, daß das nach außen harmonisch wirkende Ehepaar unter langjährigen Konflikten litt. Es war nicht möglich, diese Konflikte auszuräumen, aber nachdem dieser Zusammenhang allen bewußt war, ließen die akuten Schmerzzustände nach und waren schließlich vermeidbar.

Ein wichtiger Teil der medikamentösen Schmerztherapie besteht im angemessenen Einsatz sogenannter Betäubungsmittel – eine ungeschickte Bezeichnung für Opium und verwandte Medikamente, da suggeriert wird, diese Mittel würden die Patienten zwangsläufig betäuben. Diese und manch andere falsche Vorstellung sind unter Laien wie auch unter professionellen Kräften weit verbreitet. Da das einer effektiven Schmerztherapie im Weg steht, müssen diese Mythen als solche entlarvt werden:

Mythos Nr. 1: Betäubungsmittel betäuben.
Häufig schläft der Patient in den ersten Tagen unter Opiattherapie sehr viel mehr, schon allein weil er weniger Schmer-

zen verspürt. Meist hat sich jedoch das zentrale Nervensystem binnen kurzem auf das Medikament eingestellt, der Patient ist nun schmerzfrei, wach und klar. Wenn die Opiatdosierung höher liegt als es zur Schmerzlinderung erforderlich ist, dann wirkt der Patient wieder schläfrig. Richtig angewandt, führen die Opiate also nicht zu einer Bewußtseinsveränderung.

Mythos Nr. 2: Opiate machen süchtig
Natürlich können Opiate als Rauschmittel mißbraucht werden. Schmerzpatienten nehmen jedoch nur so viel Opiate zu sich, wie sie brauchen, um den Schmerz zu lindern. Ein „High-Gefühl" stellt sich dabei nicht ein. Die Opiatgabe erfolgt möglichst kontinuierlich (z. B. retardierte Tabletten), damit der gleichbleibende Wirkspiegel dauerhaft den Schmerz kontrolliert. Dies ist eine völlig andere Anwendungsweise als die rasche Anflutung des Medikamentes im Blut, wie es Süchtige benötigen. Schmerzpatienten sind genauso suchtanfällig wie die Allgemeinbevölkerung; wer also bis zur schweren Erkrankung nicht süchtig war, wird es auch nicht durch die Schmerztherapie mit Opiaten. Dies konnte durch Studien in Schmerztherapiezentren eindeutig bewiesen werden.

Opiate verlieren auch nicht an Wirkung. Solange die Schmerzursache gleich bleibt, kann auch die Dosis des Opiats konstant gehalten werden. Falls die Schmerzursache beseitigt werden kann, was manchmal z. B. durch Operation möglich ist, wird das Opiat reduziert und schließlich abgesetzt.

Mythos Nr. 3: Opiate beschleunigen den Tod.
Ganz im Gegenteil: Sterbende, deren Schmerzen gelindert sind, fassen häufig neuen Lebensmut und leben länger als zunächst angenommen. Vorsicht ist allerdings angebracht bei der ersten Gabe von Opiaten bzw. bei einer deutlichen Dosiserhöhung; beides wird in angemessenen Dosierungsschritten durchgeführt, um den bei Opiaten möglichen Atemstillstand zu vermeiden.

Mythos Nr. 4: Opiate helfen immer gegen Schmerzen.
Leider sind Opiate kein Allheilmittel; manche Schmerzen sprechen recht schlecht auf Opiate an, z. B. Knochenschmerzen. Hier stehen andere Medikamente zur Verfügung.

Die medikamentöse Schmerztherapie umfaßt also weit mehr als lediglich die Opiate; in der Regel benötigt der Patient eine Kombination aus verschiedenen Medikamenten, die auf unterschiedliche Weise Schmerzen reduzieren.

Fachliche Hilfe:
- angemessene Diagnose der Schmerzursache und, wenn möglich, deren Behandlung;
- adäquate medikamentöse Schmerztherapie (Stufentherapie des Schmerzes nach den Richtlinien der Weltgesundheitsorganisation);
- genaue Erläuterung, wie die Medikamente zu geben sind und über mögliche Nebenwirkungen; möglichst Einnahmeplan; auf *regelmäßige* Einnahme hinweisen;
- bei Opiatgabe Medikamente gegen Verstopfung als zu erwartende Nebenwirkung verordnen;
- Vorgehen festlegen, wenn Schmerzen plötzlich stärker werden, evtl. zusätzliches Medikament zu Hause bereitstellen.

Weitere Hilfen:
- genaues Befolgen des Einnahmeplanes, Abänderungen nur in Rücksprache mit Fachpersonal; Besprechen der Nebenwirkungen;
- herausbekommen, was die Schmerzen verstärkt bzw. lindert: Kälte? Wärme? Bewegung? Ruhe?
- Probleme identifizieren, die Leiden verstärken und möglichst angehen;
- besonders wichtig: Möglichkeit der Kommunikation über spirituelle und existentielle Probleme; bei schwer therapierbaren Schmerzen nonverbale Kommunikationsformen anbieten;
- die positiven Seiten des Lebens unterstützen (siehe Teil II); eine bessere Stimmung verringert die Schmerzen; wer sich langweilt, spürt sie sicher stärker!

Atemnot

Allgemeine Erläuterungen
Atemnot ist das Gefühl, nicht genügend Luft zu bekommen; besonders problematisch wird Atemnot dadurch, daß sie ganz unwillkürlich Angst auslöst, was wiederum die Atemnot verstärkt. Auch Angst allein, gerade Todesangst, kann ohne sonstige organische Ursachen Atemnot auslösen. Es gilt also, den Teufelskreis Angst – Atemnot zu durchbrechen.

Selbst wenn die Ursachen für Atemnot ständig vorhanden sind, etwa Absiedlungen eines Tumors in der Lunge, tritt die Atemnot häufig anfallsweise auf bzw. verstärkt sich in Attacken.

Der Betroffene beginnt Atemnot zu spüren, wenn das Kohlendioxid im Blut ansteigt, nicht etwa, wenn der Sauerstoff im Blut nicht mehr ausreicht; tatsächlich besteht häufig bei Atemnot ein ausreichender Sauerstoffspiegel. Deshalb wird Sauerstoff bei Sterbenden nur in wenigen Fällen zur Linderung von Atemnot wirklich benötigt.

Atemnot und Angst übertragen sich auf die Umstehenden, die unwillkürlich schneller zu atmen beginnen. Umgekehrt überträgt sich Ruhe der Umstehenden auf den Betroffenen: er atmet etwas langsamer.

Fachliche Hilfe:
– Ursache klären (nicht zwangsläufig die bösartige Erkrankung!);
– Behandlung der Atemnot: wenn möglich spezifisch, auf jeden Fall symptomatisch;
– Hinweise zur Lagerung, zur kraftsparenden Mobilität; Atemübungen;
– genaue Anweisung, was die Pflegenden im Fall einer Atemnotsattacke tun können; Bereitstellen von geeigneten Notfallmedikamenten;
– Ängste besprechen (Muß ich ersticken? Siehe Teil I).

Weitere Hilfen:
– ruhig bleiben und Ruhe vermitteln;

- dem Kranken Raum lassen: möglichst großes Zimmer, Vorhang und Fenster öffnen, nicht mit vielen Personen eng um das Bett herum stehen; erspüren, wieviel körperliche Nähe angebracht ist;
- Luftzug: Tischventilator; wenn angenehm, Parfum oder ätherische Öle unter die Nase tupfen;
- gute Luft: lüften, unangenehme Gerüche vermeiden, evtl. Riechkissen mit angenehmer Duftmischung; Raumtemperatur eher kühl halten;
- „dicke Luft" erfassen und, wenn möglich, vermeiden.

Mundpflege

Allgemeine Erklärungen
Oft wird übersehen, daß die Schleimhaut im Mund bei Schwerstkranken zunehmend trocken, borkig und manchmal sogar wund wird. Breiten sich weißliche, nicht abwischbare Beläge aus, ist dies Zeichen einer Soorinfektion (eine Pilzart). Zu diesen Veränderungen der Mundschleimhaut tragen manche Medikamente bei, die als Nebenwirkung die Speichelsekretion verringern, aber auch die geringere Trinkmenge, der schlechte Allgemeinzustand, wodurch die Infektabwehr geschwächt ist, eventuell auch eine verstärkte Mundatmung. Solange es jedoch gelingt, die Mundschleimhaut sauber und feucht zu halten, hat der Betroffene nicht nur ein angenehmes Gefühl im Mund, sondern selbst bei geringer Trinkmenge keinen Durst. Mundpflege hat also einen hohen Wert für das Wohlbefinden des sterbenden Menschen; zwar ist sie zeitaufwendig, z. B. wenn alle zwei Stunden der Mund gründlich gesäubert werden muß, jedoch von Helfern leicht zu erlernen.

Fachliche Hilfe:
- individuellen Pflegeplan erstellen;
- zur Mundpflege anleiten;
- Bei Soorinfektion oder schmerzenden Geschwüren zusätzlich geeignete Medikamente verordnen.

Weitere Hilfen:
- allgemeine Mundpflege:
  Zähneputzen (bzw. Reinigen des künstlichen Gebisses), Säubern des Mundes nach jeder Mahlzeit,
  regelmäßige Mundspülungen,
  Vaseline oder Fettstift für trockene Lippen;
- Zur Reinigung: weiche Zahnbürste mit runden Borsten oder Baumwolltupfer oder ein durch Handschuh geschützter Finger mit Mullkompresse;
- zur Mundspülung bei wundem Mund: Salzwasserlösung (ein gehäufter Teelöffel Salz in 0,5 l Wasser) oder Salbeitee;
- trockener Mund: Eisstückchen lutschen (evt. zerkleinern und in Mullbinde oder Leinentuch einschlagen); an feuchtem Waschlappen saugen; Kaugummi, Ananasstückchen kauen; Mundspülungen mit saurem Fruchtsaft; bewährt hat es sich auch, Eiswürfel aus Fruchtsaft, Tonicwater oder Gin zum Lutschen herzustellen; evtl. künstlicher Speichel;
- Raumluft gerade im Winter feucht halten; evtl. Vernebler;
- Lippen mit Fettstift geschmeidig halten.

Verstopfung

Allgemeine Erklärungen
Bei sterbenden Menschen treffen häufig viele Faktoren zusammen, die zu Problemen mit dem Stuhlgang führen: wenig Nahrungsaufnahme, reduzierte Trinkmenge, kaum Bewegung. Manche Medikamente, allen voran die Opiate, führen zu einer verlangsamten Darmpassage. Auch beim Schwerkranken sollte jedoch etwa alle drei Tage, wenigstens einmal pro Woche, etwas Stuhlgang abgesetzt werden, selbst wenn keine Nahrung mehr aufgenommen wird. Es handelt sich dann um Abfälle, die im Darm aus der sich ständig regenerierenden Schleimhaut und den Verdauungsbakterien entstehen. Verstopfung kann zu krampfartigen Schmerzen führen, schlimmstenfalls sogar zum Darmverschluß.

Fachliche Hilfe:
- bei Opiaten von Anfang an Abführmittel verordnen;
- wenn nötig Klistier oder Einlauf.

Weitere Hilfen:
- nur solange der Betroffene ausreichend trinkt und sich bewegt, ist ballaststoffreiche Kost sinnvoll;
- beim Bettlägerigen keine zusätzlichen Ballaststoffe, keine Abführmittel, die als reine Quellmittel viel Flüssigkeit benötigen;
- häufig kleine Mengen Flüssigkeit anbieten;
- Stuhlgangsfrequenz notieren, regelmäßige Absprache mit dem Pflegepersonal;
- wenn Pressen schwierig ist, Gleitzäpfchen aus Glyzerin verabreichen.

Hygiene

Selbst wenn man als Helfer nur selten pflegerische Maßnahmen übernimmt, sollte man dabei zum eigenen Schutz einige hygienische Vorgehensweisen beachten. Nicht nur Aids, sondern auch andere Erkrankungen wie Hepatitis könnten übertragen werden. Deswegen hier ein paar einfache Hinweise:
- Bei möglichem Kontakt mit Körperflüssigkeit einschließlich Blut sollen Einmalhandschuhe getragen werden, z. B. wenn Verbände von offenen Wunden gewechselt werden, Blut weggewischt wird, mit Erbrochenem oder Blut verschmutzte Bettwäsche gewechselt wird. Nach dem Ausziehen der Handschuhe werden die Hände gewaschen.
- Sollte man zufällig mit Blut oder anderer Körperflüssigkeit in Berührung gekommen sein, sofort die Hände waschen; lieber keine Bürste verwenden, um nicht die Haut aufzuschürfen. Über die intakte Haut ist eine Ansteckung nicht zu befürchten.
- Wenn ein Patient starken Husten mit Schleimproduktion hat, kann bei nahem Kontakt ein Mundschutz angebracht sein.

- Nur ausnahmsweise werden Helfer Nadeln benutzen müssen. Hierbei ist Vorsicht geboten, um sich nicht selbst zu stechen. Auf keinen Fall sollte nach Gebrauch einer Nadel die Schutzkappe wieder aufgesetzt werden, sondern die Nadel (oder auch die Rasierklinge) nach Gebrauch in ein Schraubglas gegeben werden.
- Bei Betroffenen mit bekannter Aids-Infektion ist es nicht möglich, sich über den Speichel anzustecken, da darin entweder keine Viren nachzuweisen sind oder nur so wenige, daß eine Ansteckung nicht möglich ist. Es ist also unbedenklich, sich zu küssen, aus demselben Glas zu trinken, eine Mahlzeit zu essen, die ein Aids-Infizierter zubereitet hat. Aids kann nur übertragen werden, wenn der Virus in ausreichender Menge direkt ins Blut gelangen kann; der Virus kann z. B. intakte Haut nicht durchdringen, auch nicht die Oberfläche des Verdauungstraktes.
- Auch der Betreuer kann Krankheiten an Sterbende übertragen, besonders bei den immungeschwächten Aidspatienten, bei Betroffenen mit Blutkrebsarten, oder in der Zeit nach einer Chemotherapie. Zum Schutz der Sterbenden sollte der Betreuer bei eigener starken Erkältungserkrankung einen Mundschutz verwenden, offene Wunden an seinen Händen abdecken und die Hände reinigen, bevor er das Zimmer betritt. Besondere Hygienevorschriften, etwa Überziehen von Schutzkleidern, sind manchmal ärztlich angeordnet und müssen berücksichtigt werden.

Literatur:

Doyle D. et al (eds), Oxford Textbook of Palliative Medicine, Oxford: Oxford University Press 1993

Kaye P., A to Z of Hospice and Palliative Medicine, EPL Publications, Northampton 1994

Zielinski H. (Hrsg.), Palliative Therapie bei Krebspatienten, Karger, München 1990

Rechtlich-organisatorischer Bereich

Patientenverfügung, Betreuungsverfügung

Wenn Menschen befürchten, in bewußtlosem Zustand ärztlich gegen ihren Willen behandelt zu werden, verfassen sie:

– *eine Patientenverfügung:*
Sie wird auch Patiententestament genannt, obwohl sie Regelungen noch für die Lebenszeit des Betroffenen vorsieht. Darin kann der Patient vorweg für künftige ärztliche Maßnahmen oder deren Unterlassung sein Einverständnis erteilen oder verweigern, so daß sein Wille berücksichtigt wird, selbst wenn er verwirrt oder bewußtlos ist.
Für die Abfassung sind keine Formalitäten zu beachten; der Text sollte möglichst genau enthalten, was der Verfasser unter welchen Umständen wünscht, mit Ort, Datum und Unterschrift versehen sein. Es gibt dazu Anleitungen. Man kann eine derartige Verfügung auch mit dem Hausarzt durchsprechen. Die Problematik liegt darin, daß es schwierig vorauszusehen ist, welche Umstände genau eintreten werden und was dann dem eigenen Interesse entspricht, etwa wenn der Arzt in einer von niemandem vorhergesehenen Situation vor der Frage steht, ob das Leben des nun Bewußtlosen künstlich verlängert werden soll. Erfahrungsgemäß mißt der gesunde Mensch dem Wert des zu Ende gehenden Lebens eine geringere Bedeutung bei als der Kranke; Einstellungen ändern sich im Krankheitsverlauf. Es erhöht deshalb die Verbindlichkeit der Verfügung, wenn der Betroffene sie immer wieder erneuert.
Für den Arzt ist eine Patientenverfügung eine wertvolle Hilfe bei seiner schwierigen Aufgabe, einen Bewußtlosen adäquat zu behandeln, besonders wenn er ihn vorher noch nicht gekannt hat. Aufgabe des Arztes ist es herauszufinden, ob die in der Verfügung genannten Umstände zutreffen; je genauer dies feststeht, desto bindender ist auch die Patientenverfügung.

– *eine Betreuungsverfügung:*
Dadurch bestimmt der Patient eine Person seines Vertrauens, die seine Wünsche und Grundeinstellungen kennt. Wird der Kranke entscheidungsunfähig, wird diese Person vom Vormundschaftsgericht zum Betreuer bestellt und trifft dann anstelle des Kranken die Entscheidungen. Der Arzt darf dann nicht mehr tun, als der Betreuer gestattet, genauso wie er auch nicht mehr tun darf, als der einwilligungsfähige Patient gestattet. Im Gesetz ausdrücklich geregelt ist die Einstellung von lebenserhaltenden Maßnahmen; dazu muß die Einwilligung des Betreuers vom Vormundschaftsgericht genehmigt werden, um wirksam zu sein.

Als Betreuungsverfügung genügt ein einfacher Satz: „Wird eine Betreuung notwendig, so soll .... zu meinem Betreuer bestellt werden", ebenfalls mit Ort, Datum und Unterschrift.

Unabhängig von der rechtlichen Absicherung ist es für den Arzt sehr hilfreich zu wissen, welcher Person er im Interesse des Patienten vertrauen darf.

– Die bestmögliche Sicherheit erhält, wer sowohl eine Patientenverfügung wie auch eine Betreuungsverfügung erstellt.

– Ein Wort aus der Hospiz-Perspektive:
Die wenigsten Betroffenen legen eine Betreuungs- oder Patientenverfügung vor. Beim Bewußtlosen wird nach dessen mutmaßlichem Willen weiter vorgegangen. Am sinnvollsten ist es, wenn der Arzt, der den Sterbenden betreut, diesen schon länger kennt und auch seine Wünsche bezüglich Lebensverlängerung und aggressiver Therapieformen besprochen hat. Der Patient hat in dieser Zeit erlebt, daß nach seinen Wünschen gehandelt wird, und weiß, daß diese auch im Falle seiner Bewußtlosigkeit respektiert werden. Dieses Vertrauensverhältnis erleichtert beiden Seiten das Leben und bietet die beste Garantie dafür, daß tatsächlich der Wille des Patienten befolgt wird.

Testament

Wer die gesetzliche Erbfolge nicht wünscht, muß ein rechts-
wirksames Testament verfassen. Die gesetzliche Regelung bestimmt beispielsweise:

Ein Ehegatte stirbt und hinterläßt den Ehepartner und zwei
Kinder; dann erbt bei gesetzlichem Ehegüterstand der Ehepartner 50 %, jedes Kind 25 % des Nachlasses.

Häufig werden davon abweichende Regelungen gewünscht,
etwa wenn jemand einen bestimmten Gegenstand erhalten
(Vermächtnis) oder der Nachlaß prozentual anders unter den
Erben aufgeteilt werden soll. Dazu ist eine rechtliche Beratung sehr empfehlenswert (Notar, Rechtsanwalt, zumindest
Lektüre einschlägiger Beratungsbücher). Im folgenden sind die
wichtigsten rechtlichen Vorgaben umrissen.

Testamentserrichtung:
- Privatschriftliches Testament: muß eigenhändig handge-
  schrieben sein; Ort, Datum und Unterschrift nicht vergessen; es kann privat aufgehoben werden (und wird dann nach
  dem Tod beim Amtsgericht eingereicht), aber auch beim
  Amtsgericht hinterlegt werden. Als Grundregel gilt: Privat-
  schriftliche Testamente ohne ausführliche rechtliche Beratung sollten nicht länger als „drei Zeilen" sein, da erfahrungsgemäß kompliziertere Regelungen von Laien nicht
  rechtswirksam formuliert werden.
- Notarielles Testament: *immer* dann, wenn das privatschrift-
  liche Testament nicht möglich ist, z. B. bei Schreibunfähig-
  keit (es existiert im Gesetz zwar auch ein Nottestament, jedoch sind die Formvorschriften so kompliziert, daß es in der
  Praxis meist unwirksam ist). Notare suchen auf Anforde-
  rung einen Kranken auf, um ein Testament zu beurkunden,
  notfalls auch an Feiertagen.
- Unabhängig von der Form muß man zum Zeitpunkt der Testamentserrichtung testierfähig sein, das heißt Inhalt und
  Folgen der Verfügung erfassen können. Schon allein um hier
  spätere Streitigkeiten zu vermeiden, ist es sinnvoll, das Testament nicht erst auf dem Sterbebett zu verfassen.

Wie geht es nach dem Tod weiter?

- Privat verwahrte Testamente müssen nach dem Tod beim Amtsgericht abgegeben werden; zuständig ist das Amtsgericht, in dessem Bezirk der Verstorbene zuletzt gewohnt hat. Verschlossene Testamente dürfen dazu nicht geöffnet werden.
- Notarielle Verfügungen von Todes wegen liefert der Notar selbst aufgrund einer Standesamtsmitteilung beim Amtsgericht ab, soweit sie sich nicht bereits bei Gericht befinden; die möglichen Erben bekommen das Testament also nicht in die Hand.
- Nach etwa sechs Wochen erfolgt vom Amtsgericht – Nachlaßgericht – die Nachlaßverhandlung mit Testamentseröffnung.
- Nun kann der Erbe einen Erbscheinsantrag stellen (beim notariellen Testament ist ein Erbschein meist nicht nötig), den er nach frühestens 4 Wochen erhält (es kann aber auch ein Jahr dauern).
- Unter Vorlage des Erbscheins bzw. des eröffneten notariellen Testaments kann über Bankkonten des Erblassers verfügt oder Grundbesitz auf den Erben umgeschrieben werden.

Bestattungsformen

Viele Menschen legen detailliert vor ihrem Tod fest, wie sie sich ihre Bestattung wünschen. Zu berücksichtigen ist dabei, daß diese Informationen möglichst getrennt vom Testament aufbewahrt werden sollten, da, wie oben erwähnt, das Testament verschlossen einzureichen ist und die Testamentseröffnung erst Wochen nach dem Tod erfolgt. Hat der Verstorbene keine Anweisung hinterlassen, bestimmen die Angehörigen über die Form der Beerdigung; auch hier ist es sinnvoll, wenn diese Fragen vorher gemeinsam besprochen worden sind. Ein offenes Gespräch über derartige Formalitäten kann die Kommunikation in einer Familie insgesamt fördern und zu größerer Offenheit beitragen.

Einige Überlegungen, die häufig eine Rolle spielen:
- Ort der Bestattung: Wohnt ein Angehöriger in der Nähe, der die Grabpflege übernimmt? Familiengrab
- Erdbestattung: Angehörige und Freunde nehmen gemeinsam Abschied, ein gemeinsames Treffen (in Bayern Leichenschmaus) wird von den Hinterbliebenen meist als Unterstützung empfunden; Erinnerungen werden in der Gemeinschaft wieder lebendig.
- Feuerbestattung: Es ist sinnvoll, eine schriftliche Einwilligung dazu zu Lebzeiten zu verfassen. Meist muß eine längere Wartezeit in Kauf genommen werden, bis die Urne tatsächlich beigesetzt wird, was trotz vorgezogener Gedenkfeier von den Angehörigen häufig als Belastung empfunden wird.
- Anonyme Bestattung: Grund dafür ist häufig, daß der Verstorbene niemanden mit der Grabpflege belästigen will. Tatsächlich leiden die Angehörigen aber oft darunter (wie bei der Seebestattung), daß sie keinen konkreten Platz haben, an dem sie den Verstorbenen besuchen können. Die Trauer wird durch eine anonyme Bestattung möglicherweise erschwert.

Formalitäten nach dem Tod

Die Hinterbliebenen müssen nach dem Tod vieles regeln; manchen fällt es schwer, sich auf diese Formalitäten zu konzentrieren, anderen ist es eine willkommene Ablenkung. Ein Freund der Familie kann auch hier seine Unterstützung anbieten. Sehr hilfreich ist es, wenn der Verstorbene bereits alles geordnet hat und man die nötigen Unterlagen rasch findet. Viele Bestattungsinstitute geben Ratschläge, was alles zu erledigen ist, und können auch einen Teil der Arbeiten übernehmen.
- Totenschein: wird vom Arzt ausgestellt. Nach den gesetzlichen Regelungen soll der Arzt unverzüglich verständigt werden; nachts kann beim natürlichen Tod bis zum nächsten Morgen gewartet werden (siehe auch Teil I)
- Sterbeurkunde: Das Standesamt, in dessen Bezirk sich der Todesfall ereignet hat, muß am auf den Todestag folgenden

Werktag benachrichtigt werden und stellt die Sterbeurkunde aus; Sie sollten gleich mehrere Abschriften beantragen (siehe weiter unten, Versicherungen!). Benötigt werden Totenschein, beglaubigter Auszug aus dem Familienbuch des Verstorbenen, eigener Ausweis.

- Organisation der Bestattung, der Todesanzeigen (Zeitung, privat), Beantragen des Sterbegeldes bei der Krankenversicherung: Diese Dinge kann auch das Bestattungsinstitut übernehmen.

- Testament: Wird ein Testament aufgefunden, muß es beim Amtsgericht (letzter Wohnsitz des Verstorbenen) ungeöffnet eingereicht werden (siehe oben).

- Bestimmte Versicherungen sind rasch zu benachrichtigen: Lebensversicherung, Risikolebensversicherung, z. B. bei Bausparvertrag, Sterbekasse (nur bei Unfall Berufsgenossenschaft, Unfallversicherung); vorzulegen sind Sterbeurkunde, Versicherungs-Police, manchmal Beitragsquittung; Fristen und genauere Informationen sind aus den Unterlagen ersichtlich.

- Andere Versicherungen, die benachrichtigt werden müssen: gesetzliche Alterversicherung, evtl. Beantragung einer Witwen-/Waisenrente, evtl. Antrag auf Fortzahlung der Rente des Verstorbenen für drei Monate.

- Auch der Arbeitgeber benötigt eine Sterbeurkunde.

- Verträge werden durch den Tod nicht automatisch beendet! Wenn sie nicht mehr benötigt werden, müssen sie unverzüglich gekündigt werden: Zeitung, Strom, Wasser, Gas, Telefon, Rundfunk/Fernsehen, Mietvertrag. Häufig wird bei KFZ-Versicherung, Feuer-, Diebstahlversicherung usw. eine Umschreibung beantragt (Sterbeurkunde erforderlich).

- Der Todesfall muß auch Banken oder Sparkassen mitgeteilt werden, bei denen der Verstorbene ein Konto hatte. Nur mit einer Vollmacht für den Todesfall oder einer Vollmacht über den Tod hinaus kann man über das Konto verfügen, ansonsten ist der Erbschein (oder die Testamentseröffnung beim notariellen Testament) abzuwarten.

5. Hilfe zur Selbsthilfe

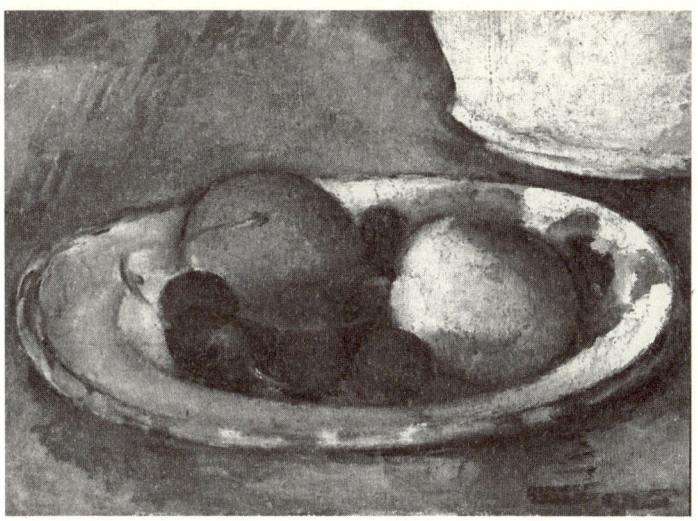

Paul Cézanne: Der blaue Teller, Sammlung Renand, Paris

Wenn wir anderen beruflich oder privat helfen, so bringen wir als wichtigstes Werkzeug uns selber ein. Entscheidend ist es, daß wir darauf achten, daß dieses Werkzeug funktionsfähig bleibt, wir uns also auch um uns selber kümmern, einfach weil wir sonst Gefahr laufen, nicht mehr helfen zu können.

Betrachten wir das Bild mit der Schale voller Obst, nehmen wir sie als Bild für unsere Kräfte. Wir haben so viel schönes Obst – die Schale ist übervoll – , daß wir ohne weiteres anderen von unseren Früchten anbieten können: Das, was ihnen schmeckt, geben wir ihnen. Das können wir jedoch nur solange fortsetzen, wie es uns gelingt, die Schale wieder aufzufüllen, sonst wird die Schale leer.

Dieses innere Leerwerden ist ein bekanntes Problem in helfenden Berufen, auch „Burn-out-Syndrom" genannt. Die folgenden Anregungen sollen dazu dienen, dieses Burn-out-Syndrom zu vermeiden, was für Professionelle genauso wichtig ist wie für ehrenamtliche Mitarbeiter, für den einzelnen genauso zu bedenken ist wie für die Organisation, die Verantwortung trägt für ihre Mitarbeiter.

Lasse ich mich als Helfer auf eine Sterbebegleitung ein, habe ich die Chance des persönlichen Wachstums, der Bereicherung, des tieferen Kontaktes zum Leben, trage aber auch das Risiko der Überlastung. Gerade für Menschen, die als Freunde oder ehrenamtliche Helfer sterbenden Menschen Zeit schenken, ist es wichtig, die eigene innere Balance zu bewahren und die persönlichste Verpflichtung nicht zu vergessen: auf uns selber achtzugeben.

Vieles, was im folgenden unter Motivation, eigener Einstellung und Erlebnissen angesprochen wird, kann nicht ausreichend durch die Lektüre eines Buches bearbeitet werden. Viel sinnvoller ist es, diese Themen im Gespräch zu ergründen, zu dem die Autorinnen ausdrücklich ermutigen wollen. Wir sind uns auch bewußt, daß die angesprochenen Themenbereiche tiefgehende Emotionen freisetzen können, gerade in diesen Fällen raten wir dringend zum Meinungsaustausch; dies ist der erste Schritt zur Selbsthilfe.

> *Wie lange noch schenkst Du allen andern Deine Aufmerksamkeit, nur nicht Dir selber? Ja, wer mit sich selbst schlecht umgeht, wem kann der gut sein?*
> *Denk also daran: Gönne Dich Dir selbst.*
>
> Bernhard von Clairvaux, 1091–1153

Einstellungen zu Sterben, Tod, Abschied

Das Sterben anderer konfrontiert uns mit den eigenen Ängsten und Unklarheiten. Wenn wir diese nicht aushalten können, kommt es zu einer inneren Blockierung, oder wir übertragen unsere eigenen Ängste unbewußt auf das Gegenüber. Langfristig belastet uns diese unerwünschte Konfrontation, wir sind ihr irgendwann nicht mehr gewachsen.

Deshalb beginnt die „Selbsthilfe" damit, die eigene Einstellung zu Sterben, Tod und Trauer zu hinterfragen, sich seine Erfahrungen bewußtzumachen und sich damit auseinanderzusetzen. Erst dann können wir dem Gegenüber unsere Hilfe anbieten.

Die Autorinnen sind seit Jahren an Kursen beteiligt, die vom Christophorus-Hospiz-Verein in München zum Thema „Sterben, Tod und Trauer" für Interessierte angeboten werden. Ein besonderes Anliegen dieser Kurse besteht darin, die eigene Betroffenheit wahrzunehmen, Informationen zu vermitteln und Menschen Mut zu machen, sich auszutauschen:

Was denke ich darüber?

Wie habe ich einen speziellen Todesfall erlebt?

Wo sind meine Fragen?

Mit wem möchte ich ins Gespräch kommen?

Die Teilnehmer an den Kursen empfinden es als sehr wohltuend zu erleben, daß andere ähnliche Probleme und Fragen zu diesem Bereich haben. Die Anregung, im normalen Beziehungsverband mit derartigen Gesprächen zu beginnen, also etwa in der eigenen Familie, wird als wertvolle Hilfe angenommen.

Wer den Tod ernst nimmt, gewinnt eine andere Einstellung zum Leben. Dies erfahren viele Menschen, die mit einer potentiell tödlichen Erkrankung konfrontiert sind, entweder bei nahestehenden Menschen oder dadurch, daß sie selbst erkranken. Auch die eigene Auseinandersetzung mit dieser Thematik in gesunden Tagen verhilft zu einer anderen Lebenseinstellung. Die Frage, was angesichts von Sterben und Tod wirklich wichtig ist im Leben, kann Wertmaßstäbe und Ziele für die eigene Lebensgestaltung ändern oder verstärken.

Es folgen einige Fragen zur Selbstreflexion. Nehmen Sie sich Zeit und vielleicht einen Stift für Notizen, oder vielleicht haben Sie die Möglichkeit, Ihre Gedanken mit jemanden zu teilen. Denken Sie daran, rechtzeitig aufzuhören, wenn Ihre Gedanken oder Erinnerungen zu schmerzhaft werden. Suchen Sie dann das Gespräch darüber mit erfahrenen Menschen.

Zum Nachdenken:
Fragen zur persönlichen Einstellung zu Sterben und Tod:

1. Unterscheiden Sie zwischen Tod und Sterben?
   Fürchten Sie eines mehr als das andere?
   Was verbinden Sie mit Tod?
   Was verbinden Sie mit Sterben?

2. Wenn Sie sich mit Tod und Sterben beschäftigen – besonders mit Ihrem eigenen oder dem eines Ihnen lieben Menschen – ist Ihre Beschäftigung damit flüchtig oder tiefgehend?
   Ist es sehr schmerzlich? Wie?
   Ist es hilfreich? In welcher Weise?

3. Wenn Sie jetzt eine tödliche Erkrankung hätten, wie viel/ wie wenig möchten Sie tatsächlich wissen?
   Von wem möchten Sie es hören?

4. Haben Sie sich schon Gedanken über Bestattung und andere Rituale gemacht?
   Im allgemeinen?
   Für Ihnen nahestehende Menschen?
   Für sich selbst?
   Wie möchten Sie beerdigt werden?

5. Wer wird Ihren Tod betrauern?
   Ist das wichtig für Sie?
   Hat es einen Einfluß auf Ihr tägliches Leben?

6. Wie geht es Ihnen im täglichen Leben mit Abschiednehmen?
   Vermeiden Sie die Situation des Abschiednehmens?
   Wenn ja, warum?

7. Wie geht es Ihnen mit Loslassen?
   Können Sie Ihren Partner/Ihre Kinder loslassen, so daß sie selbständig, unabhängig von Ihnen werden/sind?
   Wann haben Sie das letzte Mal Ihre Wohnung entrümpelt?
   Verschenken Sie ab und zu „mit warmen Händen" Ihnen liebgewordene Dinge?
   Können Sie die Träume vom Jungsein loslassen?

8. Überdenken Sie Ihre Beziehungen zu Ihnen wichtigen Menschen. Sind diese Beziehungen geklärt?
   Wenn nein, wann klären Sie sie?

Grenzen setzen

Die Grenzen zwischen den eigenen Wünschen und den Bedürfnissen des Gegenübers richtig zu setzen, das ist die tagtägliche Herausforderung in jeder helfenden Tätigkeit. Es belastet jede menschliche Beziehung, wenn einer von beiden häufiger Dinge tut, die er eigentlich ablehnt. Langfristig führt dieses Verhalten zu einer tiefen Unzufriedenheit mit sich selbst bis zum oben erwähnten Burn-out.

Es gibt verschiedene Situationen, in denen ich als Helfer bei einem Sterbenden nein sagen können muß:
- Ich will einen Wunsch des Betroffenen oder der Familie aus persönlichen Gründen nicht erfüllen.
- Ich habe das Gefühl, manipuliert oder gedrängt zu werden.
- Der Betroffene stellt mir eine direkte, persönliche Frage, die ich nicht beantworten möchte.
- Ich werde vom Betroffenen oder der Familie gebeten, etwas zu tun, das den getroffenen Vereinbarungen widerspricht.
- Ein Verwandter oder ein anderer Betreuuer des Betroffenen möchte, daß ich meine Schweigepflicht breche und etwas Vertrauliches weitererzähle.

Es ist eine Kunst, nein zu sagen, ohne zu verletzten. Folgende Schritte sind vielleicht hilfreich:

- Den Wunsch akzeptieren.
Ich vermittle dem anderen, daß ich versuche, den Wunsch zu verstehen.

Beispiel:
Betroffener:
„Warum kommen Sie nicht öfter zu mir? Sie wissen doch, wie sehr ich Sie brauche!"
Helfer:
„Sie wollen also, daß wir noch mehr Zeit miteinander verbringen. Schön, daß unser Kontakt Sie so glücklich macht."

- Klare Grenzen setzen
Es ist wichtig, daß ich in verständlichen Worten sage, wo meine Grenzen liegen, und eventuell die Gründe dafür nenne.

Beispiel:
Helfer:
„Leider kann ich derzeit nicht häufiger kommen. Drei Besuche pro Woche kann ich mir aber gut einrichten."

- Angebot
Ich versuche, etwas Positives anzubieten, um zu zeigen, daß ich weiterhin daran interessiert bin, mein Bestes zu tun, obwohl ich gerade einen Wunsch ablehnen mußte.

Beispiel:
Helfer:
„Was wollen wir denn heute gemeinsam unternehmen?"
Oder „In ein paar Wochen habe ich wieder etwas mehr Zeit, bitte sprechen Sie mich doch noch einmal darauf an, vielleicht können wir dann eine neue Regelung finden, die uns beiden paßt."

- Rücksprache halten
Wenn ich mir unsicher bin, kann es hilfreich sein, mit Außenstehenden über die Situation und das Problem zu reden.

Balance der Kräfte

Nehmen Sie sich doch einmal die Zeit, sich zu überlegen, wo Ihre Kräfte herkommen und was Sie Kraft kostet. Auch hier kann es gewinnbringend sein, mit jemandem darüber zu sprechen. Gerade Menschen, die uns gut kennen, beobachten genau, was uns besonders freut und was uns sehr belastet.

Was kostet Kraft?

- Es gibt Personen/Tätigkeiten/Umstände, die mich
  ärgern,
  aufhalten,
  deprimieren,
  langweilen,
  belasten,
  aussaugen…,
  und zwar in verschiedenen Situationen:
    zu Hause,
    in der Arbeit,
    in der Freizeit.
- Welche dieser „Kräftefresser" kann ich nicht beeinflussen?
- Was könnte ich ändern? Wer könnte dabei helfen?

Was bringt Kraft?

- Welche Menschen/Tätigkeiten/Umstände/Situationen führen dazu, daß ich
  ruhig werde,
  mich freier fühle,
  glücklich werde,
  ermutigt werde,
  gefordert werde,
  lachen muß,
  mich einfach wohlfühle?
  Auch hier gehe ich die Liste dreimal durch:

Zu Hause,
in der Arbeit,
in der Freizeit.
- Wie lange ist es her, daß ich jedes dieser positiven Erlebnisse erfahren habe?
- Welche positven Erlebnisse sind heute möglich? Diese Woche?

Streß

- Wo hole ich mir Unterstützung, wenn mir alles zuviel wird?
- Kann ich selber Hilfe annehmen?
- Wie reagiere ich, wenn mir etwas zuviel wird?

Streß ist eine Frage der Dosierung. Im täglichen Leben entstehen häufig Situationen, die zu einer momentanen Belastung werden. Wichtig ist es, rechtzeitig zu erkennen, wann diese Belastungen überhand nehmen und beginnen, das Wohlbefinden nachhaltig zu stören.

Anzeichen dafür gibt es viele: leichte Reizbarkeit und Lieblosigkeit, Schlafschwierigkeiten, ausgeprägte Müdigkeit, verstärkter Gebrauch von Alkohol oder Zigaretten, wenig Appetit, Probleme mit der Verdauung; übermäßige Aktivitäten, Rückzug von sozialen Aktivitäten, Vernachlässigung des eigenen Äußeren; deprimierte Gemütslage, Neigung zu emotionalen Ausbrüchen, unbestimmbare Ängste, Anspannung; Konzentrationsschwierigkeiten, Sorgen und Ängste.

Dies alles können, müssen aber nicht Zeichen für übermäßigen Streß sein.

Wir können nicht andere Leute unterstützen, wenn wir mit dem eigenen Streß nicht mehr zurechtkommen. Für eine gewisse Zeit muß dann eben die helfende Tätigkeit ausgesetzt werden, die Zeit dafür genommen werden, sich selbst zu heilen und wieder zur Kräften zu finden. Ein Helfer, der sich diese Zeit nimmt, signalisiert damit nicht, daß er nicht belastbar ist oder nichts leisten kann, sondern daß er die Fähigkeit besitzt, die eigenen Grenzen zu erkennen und mit sich selbst verantwortlich umzugehen.

Organisationen, die ehrenamtliche Helfer bei Sterbenden einsetzen, wie dies viele Hospizinitiativen tun, haben die Aufgabe, diese Helfer während ihrer anspruchsvollen Tätigkeit weiter zu unterstützen. Als effektiv haben sich Gesprächsgruppen unter kompetenter Leitung herausgestellt, in der Belastungen erkannt und abgefangen werden können und die Teilnehmer sich gegenseitig unterstützen (Praxisbegleitgruppen).

Die Tätigkeit als Helfer –
Voraussetzungen, Möglichkeiten

Hospizgruppen, die ehrenamtliche Helfer weiterbilden, einsetzen und in ihrer Tätigkeit unterstützen, sammeln Erfahrungen darin, welche Tätigkeiten von Helfern übernommen werden können und bei welchen Personen eine gute Eignung zu der jeweiligen Tätigkeit vorliegt. Eine sorgfältige Auswahl, intensive Vorbereitung, gute Praxisbegleitung sowie ein individuell abgestimmter Praxiseinsatz von Helfern sind die Voraussetzungen dafür, daß Überlastungen vermieden werden.

Im folgenden werden Anregungen gegeben, die eigene Motivation zu hinterfragen, die Eignung zu einer Helfertätigkeit zu prüfen sowie die verschiedenen Möglichkeiten eines Einsatzes kennenzulernen. Natürlich haben die verschiedenen Hospizinitiativen ihre jeweils spezifischen Aufgabenbereiche für Helfer, so daß diese Informationen keineswegs ein ausführliches Gespräch ersetzen, das einer jeden längerfristigen Helfertätigkeit vorausgeht. In diesem Gespräch werden die persönlichen Wünsche, das Hilfsangebot der jeweiligen Gruppe sowie die zu beachtenden Grenzen der Tätigkeit gemeinsam genau erörtert.

Motivation

Bevor Sie weiterlesen, beantworten Sie sich selber bitte folgende Fragen:
- Wer hat einen Gewinn davon, wenn ich helfe?
- Kann ich mir zugestehen, daß ich auch etwas davon habe?
  Wenn nein: Was ist daran schwer?
- Warum möchte ich helfen?

Bei vielen Helfern war ein persönliches Erlebnis ausschlaggebend dafür, daß sie sich für diese Tätigkeit interessieren. Sie wollen etwas lernen, persönlich reifen, mit Menschen Kontakt haben, einen sinnvollen Beitrag zur Gesellschaft leisten und daraus Befriedigung ziehen.

Zu warnen ist davor, diese Tätigkeit zu suchen, um damit eigene Verluste zu verarbeiten oder eine Schuld abzutragen oder gar Betroffene zu irgendeiner Weltanschauung oder einem Glauben zu bekehren. Manchmal wirkt sich auch ein negatives Erlebnis als ungünstige Motivation aus, zum Beispiel wenn die Helfertätigkeit dazu dienen soll, zu beweisen, daß man selbst eine bessere Pflege bieten kann als sie Angehörige erhalten haben.

Belastbarkeit

Die Konfrontation mit Leiden und Tod, mit den eigenen Erlebnissen, mit Menschen in einer Krisensituation stellt eine große psychische Belastung dar. Dies wirkt sich dann besonders stark aus, wenn der Helfer innerlich noch damit beschäftigt ist, andere Lebensereignisse zu verarbeiten, zum Beispiel:

Examen oder Beförderung nicht geschafft,

Frisch verheiratet,

Trennung/Scheidung,

Aus religiöser Gemeinschaft ausgeschieden,

Todesfall in der Familie oder im engeren Freundeskreis; im vorausgegangenen Jahr sollte kein Todesfall erfolgt sein.

Es gibt Faktoren, die der Arbeit mit Sterbenden entgegenstehen:

Fehlen eines sozialen Umfeldes,

Unverarbeitete schwere Verluste in der Vergangenheit,

Aktuelle Familien- oder Beziehungsschwierigkeiten,

Depressive Persönlichkeitsstruktur,

„Voyeuristische" Neugierde an Tod und Sterben,

Krebskranke, die selbst in Behandlung sind.

Die Tätigkeit als Helfer stellt konkrete Anforderungen an die Persönlichkeit des Helfers. Beim Einsatz zum Beispiel in einer Hospizinitiative, die Menschen mit unterschiedlichem kulturellen Hintergrund, unterschiedlicher Religionszugehörigkeit und Angehörige aller Klassen betreut, ist Toleranz gefordert.

Helfer sollten sensibel sein, sich einfühlen und Mitgefühl zeigen können, aber auch Diskretion wahren und verschwiegen sein; Helfer sind genauso wie professionelles Personal der Schweigepflicht unterworfen und dürfen keinerlei Informationen über Patienten oder Angehörige an Außenstehende weitergeben. Helfer arbeiten sehr selten alleine für einen Betroffenen, sondern sind Teil eines Betreuungsteams. Obwohl gerade in der Betreuung im häuslichen Bereich Eigenständigkeit gefordert werden muß, sollten Helfer die Notwendigkeit von Teamarbeit erkennen und die Fähigkeit dazu besitzen. Die unterschiedlichen Talente, Hobbies, Interessen und Berufserfahrungen der Helfer können den Dienst in kreativer Weise verbessern helfen. Und was wir nicht vergessen sollten: den Sinn für Humor. Es ist hilfreich, sich selbst nicht zu ernst zu nehmen.

Tätigkeitsbereiche

Ziel des Helfereinsatzes ist es, gemeinsam mit dem Betreuungsteam für Betroffene und Angehörige eine optimale Lebensqualität zu ermöglichen. Die Helfer bieten Zeit, Kraft und eine Vielfalt von Fähigkeiten an. Sie bringen das tägliche Leben ans Krankenbett und unterstützen die Familien wie ein emotional belastbarer Freund. Sie tragen nicht die Hauptverantwortung hinsichtlich der medizinischen oder psychologischen Betreuung, sondern ergänzen die anderen Teammitglieder.

Zweckmäßigerweise wird die Koordination der Helfertätigkeit einer dritten Person übertragen; sie führt die Gespräche zu Beginn der Helfertätigkeit, vermittelt und begleitet den Einsatz.

Folgende Aufgaben werden häufig von Helfern übernommen:

– Emotionale und psychologische Unterstützung für Betroffene und Familien;
– Hilfe bei der Organisation der Betreuung, z. B. Betreuung von Kindern, Entlastung der Angehörigen, so daß diese das Haus kurzzeitig verlassen können etc.;
– Dasein, zuhören;

- Hilfreiche Dienste anbieten wie Vorlesen, Briefe schreiben, Erledigungen übernehmen, Telefon beantworten, Tür öffnen;
- Spezielle Wünsche herausfinden und sie erfüllen helfen, z. B. Ausflüge, spezielle Speisen, Hobbies, Besuch von Konzert/Theater;
- Hilfe bei der einfachen Pflege der Betroffenen wie Betten machen, Essen eingeben, Baden, wenn dies als Teil der Helfertätigkeit festgelegt worden ist;
- Kranke Menschen, wenn nötig auch Angehörige, zu Terminen zu begleiten;
- Eventuell weitere Unterstützung der trauernden Familie.

In Hospizgruppen sind auch Helfer sehr erwünscht, die „patientenferne" Tätigkeiten übernehmen, etwa Verwaltungs- und Schreibarbeiten, Mithilfe bei der Öffentlichkeitsarbeit. In diesen Bereichen können auch Helfer eingesetzt werden, die die direkte Betreuung eines Sterbenden zu sehr belastet.

Wir schließen mit einem Text von Ken Wilber. Er unterstützte und pflegte seine Frau, die kurz nach der Hochzeit an einem rasch fortschreitenden Brustkrebs erkrankte. Der Ausschnitt stammt aus einem Brief an Freunde und ist ein aus dem Herzen kommender Erfahrungsbericht eines liebevollen Helfers, der zugleich Betroffener war.

27. Juli 1988
Boulder

Liebe Freunde,

... Nach etwa zwei bis drei Monaten des Sorgens für den anderen wird allmählich ein besonders heimtückisches Problem erkennbar. Die äußeren, handgreiflichen, sichtbaren Aspekte der Fürsorge sind relativ leicht zu bewältigen. Man teilt sich, wenn man kann, seine Arbeit anders ein; man gewöhnt sich ans Kochen, Waschen, Putzen oder was sonst notwendig sein mag zur Versorgung des geliebten Menschen: Man fährt ihn zum Arzt, man hilft mit den Medikamenten und so weiter. Auch das kann schwierig sein, aber wenig-

stens liegen die Lösungen klar auf der Hand – man nimmt die zusätzliche Arbeit entweder selber auf sich oder sorgt dafür, daß jemand anderes sie tut.

Schwieriger und wirklich heimtückisch ist für den Helfer jedoch der seelische Druck, der sich jetzt allmählich aufbaut. Dieser innere Kampf hat zwei Seiten, eine private und eine öffentliche. Zunächst die private: Der Helfer weiß, daß alle seine Probleme, wie viele es auch sein mögen, Lappalien sind gegen die lebensbedrohende Krankheit des geliebten Menschen. Also spricht er einfach nicht davon – wochenlang, monatelang. Er hält sie unter Verschluß. Man möchte den geliebten Menschen nicht beunruhigen, man möchte ihm seine Lage nicht noch erschweren, und man sagt sich immer wieder: „Na ja, wenigstens habe ich keinen Krebs; meine eigenen Probleme können so schlimm nicht sein."

Das geht ein paar Monate so (je nach Veranlagung), und dann dämmert dem Helfer allmählich: Die Tatsache, daß meine Probleme klein sind, etwa im Vergleich zu Krebs, erledigt sie nicht. Sie werden sogar schlimmer, denn jetzt sind es eigentlich zwei Probleme: das ursprüngliche Probleme und dann die Tatsache, daß man es nicht äußert und daher auch keine Lösung dafür finden kann. Die Probleme schwellen an, man verstärkt den Verschluß, sie stemmen sich mit wachsender Kraft dagegen. Allmählich wird man ein bißchen komisch. Wer introvertiert ist, bekommt kleine Zuckungen, wird kurzatmig, Angst kriecht in ihm hoch, er lacht zu laut, er trinkt ein Bier mehr als sonst. Wer extrovertiert ist, explodiert plötzlich auf nichtige Anlässe hin, bekommt Wutanfälle, stürmt aus dem Zimmer, wirft mit Gegenständen, trinkt ein Bier mehr als sonst. Der Introvertierte möchte manchmal sterben, der Extrovertierte möchte manchmal, daß der geliebte Mensch stirbt. Der Introvertierte möchte manchmal sich selbst umbringen, der Extrovertierte den anderen. In beiden Fällen liegt Tod in der Luft, Zorn, Groll und Bitterkeit schleichen sich unweigerlich ein – und schreckliche Schuldgefühle, weil man überhaupt solche finsteren Gefühle hat.

Solche Gefühle sind unter den gegebenen Umständen aber völlig normal und natürlich. Ich fände es sogar bedenklich, wenn ein Helfer sie nicht gelegentlich hat. Und man wird mit ihnen am besten fertig, wenn man über sie redet. Das kann nicht nachdrücklich genug betont werden: Darüber reden ist die einzige Lösung.

Und hier beginnt die öffentliche Seite der seelischen Schwierigkeiten eines Helfers. Man kommt zu der Einsicht, daß man reden muß; aber mit wem? Der Kranke ist vermutlich nicht der beste Gesprächspartner, denn häufig ist er ja das Problem des Helfers, bedeutet eine schwere Belastung für ihn; man möchte dem Kranken natürlich kein schlechtes Gewissen machen, möchte ihm nicht den Schwarzen Peter zuschieben, auch wenn man ihm vielleicht übelnimmt, daß er krank geworden ist.

Eine Selbsthilfegruppe von Leuten, die ähnliches erleben, also eine Selbsthilfegruppe für Helfer, ist bei weitem der beste Ort, um sich auszusprechen. Auch Einzeltherapie oder Partnertherapie kann sehr nützlich sein. Ich komme gleich darauf zurück. Zunächst einmal ist es so, daß Helfer – und bei mir war das nicht anders – sich im allgemeinen nicht sofort solche Möglichkeiten zunutze machen, sondern warten, bis viel Schaden angerichtet und viel sinnloser Schmerz zugefügt ist. Ein normaler Helfer tut zunächst einmal das Naheliegende: Er spricht mit Verwandten, Freunden, Verbündeten. Und da macht er Bekanntschaft mit dem öffentlichen Problem.

Worin es besteht, hat Vicky Wells auf den kurzen Nenner gebracht: „Niemand interessiert sich für chronische Dinge." Und sie meint damit dies: Ich komme mit einem Problem zu dir, ich möchte reden, ich möchte Rat, ich möchte ein bißchen Trost. Wir reden, du bist sehr freundlich, verständnisvoll und hilfsbereit. Mir geht es besser, du hast das Gefühl, mir geholfen zu haben. Aber am nächsten Tag hat meine Frau immer noch Krebs; die Lage ist nicht grundlegend besser geworden, vielleicht sogar schlechter. Mir geht es überhaupt nicht gut. Ich treffe dich zufällig. Du fragst mich, wie es geht; und wenn ich ehrlich bin, sage ich: miserabel. Wir reden also wieder miteinander. Du bist sehr hilfsbereit, freundlich und verständnisvoll, und gleich geht es mir besser ... bis zum nächsten Tag, wenn sie immer noch Krebs hat und eigentlich gar nichts besser ist. Tagein, tagaus ist an der Situation selbst eigentlich nichts zu ändern (die Ärzte tun zwar, was in ihrer Macht steht, aber sie könnte trotzdem sterben). Also fühlt man sich tagein, tagaus ziemlich elend, die Sache wird einfach nicht besser. Und früher oder später stellt man fest, daß fast jeder, der nicht selbst tagtäglich vor dieses Problem gestellt ist, allmählich etwas ungeduldig wird, wenn man immer weiter darüber redet. Fast alle außer den wirklich besten Freunden weichen einem auf subtile Weise aus, weil ja doch immer nur Krebs als dunkle Wolke über dem Horizont hängt, um einem den ganzen Tag zu versauen. Man wird ein chronischer Jammerlappen, und die Leute haben es einfach satt, immer wieder die gleichen Probleme anhören und durchkauen zu müssen. Daher: „Niemand interessiert sich für chronische Dinge."

Früher oder später kann sich der Helfer des Eindrucks nicht mehr erwehren, daß seine privaten Probleme ihm über den Kopf wachsen, die öffentliche Lösung aber irgendwie nicht recht funktioniert. Er fühlt sich völlig alleingelassen und isoliert. Hier tritt dann meist einer der folgenden Fälle ein: Er haut ab, er bricht zusammen, er greift zu Alkohol und Drogen, oder er sucht professionelle Hilfe.

Eine Selbsthilfegruppe, sagte ich, ist bei weitem die beste Anlaufstelle. Wenn man bei einer solchen Gruppe mal zuhört, stellt man fest, daß hier vorwiegend über die lieben Kranken gemeckert wird: „Was bildet der sich ein, mich so herumzukommandieren?" – „Glaubt die vielleicht, etwas Besonderes zu sein, nur weil sie krank ist? Ich hab schließlich auch meine Probleme." – „Mir kommt es so vor, als hätte ich in meinem Leben überhaupt nichts mehr zu sagen." – „Ich hoffe, der Typ beeilt sich ein bißchen mit dem Sterben." So etwas sagen nette, anständige Leute einfach nicht öffentlich, und schon gar nicht zu den lieben Kranken.

Bedenken wir aber, daß sich unter Zorn und Groll fast immer Liebe verbirgt – sonst hätte der Helfer ja schon längst das Weite gesucht. Nur kann diese Liebe sich nicht äußern, solange Zorn und Groll ihr den Weg verstellen. Wie Gibran sagt: „Haß ist hungernde Liebe." In solchen Selbsthilfegruppen kommt viel Haß nach oben, aber nur weil darunter soviel Liebe ist, hungernde Liebe. Wenn nicht, dann würde man diesen Menschen nicht hassen, er wäre einem einfach egal. Meiner Erfahrung nach ist es bei den meisten Helfern (mich selbst eingeschlossen) nicht so, daß sie nicht genug Liebe bekommen, es fällt ihnen in der schwierigen Lage des Helfers und Versorgers vielmehr schwer, sich daran zu erinnern, wie man Liebe gibt. Und da meiner Erfahrung nach vor allem das Geben das ist, was heilt, müssen die Helfer das ausräumen, was der Liebe im Wege steht – Zorn, Groll, Haß, Bitterkeit, sogar Neid und Eifersucht (sie hat jemanden, der sich jederzeit um sie kümmert: mich).

Dafür ist eine Selbsthilfegruppe unschätzbar wertvoll. Wenn man keine findet, oder vielleicht auch zusätzlich, würde ich Einzelpsychotherapie empfehlen, vor allem für den Helfer, aber möglichst auch für den Kranken. Man lernt nämlich bald, daß es ein paar Dinge gibt, die man einfach nicht mit dem Kranken besprechen sollte – und ein paar Dinge, die der Kranke nicht mit dem Helfer besprechen sollte. Es ist in meiner Generation sehr viel von Offenheit die Rede und davon, daß insbesondere Partner immer alles aussprechen sollten, was sie am anderen stört. Wenig empfehlendwert. Natürlich ist Offenheit wichtig und nützlich – bis zu einem gewissen Grade. Aber sie kann auch eine Waffe sein, mit der man verletzt, und dann heißt es: „Aber ich sag's doch nur, wie es ist." Mir war die ganze Lage, in die Treyas Krebs uns beide gebracht hatte, ziemlich verhaßt; man mag das durchblicken lassen, aber es tut weder ihr noch mir gut, wenn ich meinen Ärger ständig bei ihr ablade. Ihr macht die Sache auch keinen Spaß, und schließlich ist sie ja nicht schuld daran. Trotzdem bin ich natürlich voller Ärger und Groll. Deshalb bezahlt man einen Therapeuten und lädt bei ihm alles ab.

Dadurch gewinnt man einen Freiraum, in dem man ohne den unausgesprochenen Groll des Helfers und ohne die heimlichen Schuld- und Schamgefühle des Kranken zusammensein kann. Man hat das einfach größtenteils schon in der Gruppe oder beim Therapeuten abgeladen. Man erlernt dabei auch die behutsame Kunst der schonungsvollen Lüge, die viel besser ist als das ach so ehrliche, in Wahrheit egoistische und rücksichtslose Herausplatzen mit seinen wahren Gefühlen. Keine großen, nur kleine diplomatische Lügen sind hier verlangt, die echte Schwierigkeiten nicht vertuschen, aber eben verhindern, daß man um der „Ehrlichkeit" willen immer wieder in das Wespennest ungelöster und unlösbarer Probleme sticht. An manchen Tagen hat man die Nase besonders voll vom Versorgerdasein, und wenn der geliebte Mensch dann fragt: „Wie geht es dir heute?", dann sagt man nicht: „Sauschlecht, mein Leben gehört mir nicht mehr, und am liebsten möchte ich von der Brücke springen." Das mag die Wahrheit sein, aber sie taugt nichts. Wie wäre es mit: „Ich bin müde, Liebes, aber ich steh es schon durch." Dann nichts wie hin zur Gruppe oder zum Therapeuten und raus damit. Überhaupt ist nichts damit gewonnen, dem geliebten Menschen etwas um die Ohren zu hauen, mag es noch so „aufrichtig" sein.

Eines der merkwürdigsten Dinge, die ich über die Rolle des Helfers gelernt habe, ist dies: Der Job besteht nicht in erster Linie darin, Rat zu geben, bei Problemlösungen zu helfen, nützlich zu sein, Essen zu kochen, den Kranken herumzufahren und so weiter, der größte Teil des Jobs besteht vielmehr darin, als emotionaler Schwamm bereitzustehen. Der geliebte Mensch wird angesichts seiner möglicherweise tödlichen Krankheit immer wieder von sehr heftigen Gefühlen geschüttelt, manchmal sogar überschwemmt – Angst, Entsetzen, Wut, Hysterie, Schmerz. Und der Helfer hat den geliebten Menschen einfach zu halten, bei ihm zu sein, so viel von diesen Emotionen zu absorbieren, wie er kann. Man braucht nichts zu sagen (es gibt sowieso nichts zu sagen, was helfen würde), man braucht nichts zu tun. Man muß nur da sein und Schmerz und Angst und Weh einatmen. Man ist wie ein Schwamm.

Als Treya krank wurde, dachte ich, ich brauchte die Sache nur richtig zu managen, das Richtige zu sagen, bei der Wahl der Therapien zu helfen und so weiter, dann würde alles gleich besser werden. Das waren gewiß Hilfen, aber sie reichten nicht weit. Wenn etwa eine besonders schlechte Nachricht kam, neue Metastasen zum Beispiel, und Treya weinte, dann legte ich sofort los: „Schau, noch ist es ja nicht sicher, da brauchen wir erst noch weitere Untersuchungen; und außerdem deutet nichts darauf hin, daß das an deiner Therapie etwas ändert" und so weiter. Aber das war es nicht, was Treya brauchte. Daß ich mit ihr weinte, das brauchte sie, und so tat ich es schließlich: ihre Gefühle empfinden, sie aufsaugen und dadurch so weit wie möglich zerstreuen. Ich glaube, das geschieht auf einer ganz körperlichen Ebene; man kann dabei auch reden, aber es ist nicht entscheidend.

Man hat jedenfalls bei schlechten Neuigkeiten als Helfer zunächst das Bedürfnis, dem Kranken seine Angst und sein Entsetzen auszureden. Das ist alles in allem die falsche Reaktion. Zunächst einmal fühlt man sich ein und fühlt mit. Wie entscheidend wichtig das ist, wurde mir nach und nach klar: einfach bei dem anderen sein und keine Angst vor seiner Angst oder seinem Schmerz oder seiner Wut zu haben, hochkommen zu lassen, was hochkommen will, und vor allem nichts zu unternehmen, was den anderen von seinen quälenden Empfindungen befreien soll. Ich neigte immer dann zu dieser Art des „Helfens", wenn ich mit Treyas oder meinen Gefühlen nicht konfrontiert sein wollte, wenn ich mich ihrer nicht einfach und direkt und unkompliziert annehmen mochte, kurz, wenn ich sie lossein wollte. Ich wollte kein Schwamm sein, ich wollte der sein, der die Situation rettet. Ich wollte mir meine Hilflosigkeit angesichts des Unbekannten nicht eingestehen. Ich hatte soviel Angst wie Treya.

Einfach ein Schwamm zu sein, das gibt einem das Gefühl, hilflos und unnütz zu sein, weil man ja nichts tut (so zumindest kommt es einem vor). Und das zu lernen fällt vielen

Menschen so schwer. Mir ganz bestimmt. Ich brauchte fast ein Jahr, bis ich aufhörte, die Dinge in Ordnung bringen oder bessern zu wollen, und einfach bei Treya sein konnte. Daran, glaube ich, liegt es, daß „niemand sich für chronische Dinge interessiert": Man kann da gar nichts tun, man kann nur dasein. Wenn die Leute also meinen, sie müßten etwas tun, um einem zu helfen, und ihr Tun hilft dann nicht, dann wissen sie nicht weiter. Was kann ich tun? Nichts, sei einfach da ...

Wenn man mich fragt, was ich tue, und ich gerade nicht in Plauderlaune bin, dann sage ich meist: „Ich bin eine japanische Hausfrau", und sehe verblüffte Gesichter. Aber so ist es: Als Helfer hat man still zu tun, was der Partner möchte. Für Männer ist das ein ziemlicher Brocken; für mich war es jedenfalls einer. Ich mag wohl zwei Jahre gebraucht haben, bis es mich nicht mehr störte, daß Treya bei jeder Auseinandersetzung oder Entscheidung die Trumpfkarte in der Hand hatte: „Aber ich habe Krebs." Mit anderen Worten: Sie setzte fast immer ihren Willen durch, und mir blieb nichts weiter, als mich zu fügen wie ein gutes Hausfrauchen.

Es macht mir jetzt nicht mehr so viel aus. Erstens gebe ich nicht mehr bei allem, was Treya entscheidet, automatisch nach, vor allem dann nicht, wenn ich ein falsches Urteil dahinter vermute. Früher habe ich mich, weil es für sie offenbar so wichtig war, meist gefügt, selbst wenn ich meine wahren Empfindungen dazu verleugnen mußte. Heute sieht es eher so aus: Wenn Treya dabei ist, eine wichtige Entscheidung zu treffen, etwa im Hinblick auf eine neue Therapie, dann sage ich ihr meine Meinung dazu, auch wenn es eine andere ist, so deutlich und nachdrücklich ich kann – bis zu dem Moment, wo sie sich endgültig entschieden hat. Von da an stelle ich mich hinter sie und gebe ihr alle Unterstützung, die ich bieten kann. Alle anderen Einwände würden sie jetzt nur noch quälen und ihre Zuversicht untergraben. Und sie hat genügend andere Probleme, da braucht sie dieses nicht auch noch ...

Und zweitens, wenn es um den Alltag geht, macht es mir nicht mehr so besonders viel aus, das gute Hausfrauchen zu sein. Ich koche, putze, spüle Geschirr, wasche, kaufe ein.

Treya schreibt wirklich pfundige Briefe, macht Kaffee-Einläufe und schluckt alle zwei Stunden händeweise Pillen – und einer muß ja den ganzen Kram erledigen, oder? ...

Die Existentialisten haben recht, wenn sie sagen, daß wir in unserem eigenen Bereich zu den einmal gefällten Entscheidungen zu stehen haben; unsere Entscheidungen formen unser Schicksal oder, wie die Existentialisten es ausdrücken: „Wir sind unsere Entscheidungen." Wenn wir nicht zu unseren eigenen Entscheidungen stehen, dann ist das „Treulosigkeit" und führt zu „unauthentischem Sein".

Mir wurde das durch eine sehr simple Erkenntnis klar: Ich hätte an jedem Punkt dieses schweren und schwierigen Prozesses aussteigen können. Niemand kettete mich an den Krankenhausstationen an, niemand bedrohte mein Leben, falls ich ging, niemand zwang mich. Irgendwo tief in mir hatte ich ein für allemal entschieden, daß ich durch dick und dünn und für immer bei dieser Frau bleiben würde, daß ich sie durch diese Sache begleiten würde, komme, was wolle. Und irgendwann im zweiten Jahr dieser Zerreißprobe vergaß ich meine Entscheidung (obwohl sie irgendwo weiterhin Bestand hatte, sonst wäre ich ja gegangen). In diesem Vergessen war ich treulos und unauthentisch – und so brachen denn auch gleich Vorwürfe und Selbstmitleid los. Inzwischen ist mir das alles sehr klar geworden ...

Es fällt mir nicht immer leicht, zu dieser oder überhaupt zu meinen Entscheidungen zu stehen. Es ist nämlich durchaus nicht gesagt, daß die Dinge dadurch besser oder leichter werden. So ähnlich denke ich, ist es, wenn man sich freiwillig zu einem Stoßtruppunternehmen meldet und dann eine Kugel abkriegt. Die Teilnahme war meine eigene freie Entscheidung, aber diese Verwundung nicht. Und so fühle ich mich manchmal ein bißchen verwundet und bin darüber nicht gerade froh; aber ich habe mich freiwillig gemeldet, es war meine eigene Entscheidung, und ich würde es wieder tun, auch in dem Wissen, was mir da blühen kann.

Deshalb bekräftige ich meine Entscheidung jeden Tag. Jeden Tag treffe ich die Wahl neu. Dadurch verdichten sich negative Gefühle nicht zu Schuldzuweisungen und Selbstmitleid, und Schuldgefühle häufen sich nicht an. Die Sache an sich ist simpel, aber die simpelsten Dinge im realen Leben tatsächlich anzuwenden, das ist meist schwierig ...

Ich finde jetzt nicht nur allmählich zum Schreiben zurück, sondern auch zur Meditation. Dabei geht es ja um nichts anderes, als sterben zum lernen (nämlich dem gesonderten Ich oder Ego zu sterben), und Treyas möglicherweise tödliche Krankheit ist ein ungeheurer Ansporn für das meditative Gewahrsein. Wenn man diese wahllose Aufmerksamkeit, dieses reine Betrachten, von Moment zu Moment aufrechterhält, sagen die Weisen, dann ist der Tod nur ein Augenblick wie irgendein anderer, und so nimmt man ihn auch, schlicht und direkt. Man scheut den Tod nicht, man klammert sich nicht ans Leben – beide sind nur vorübergehende Erfahrungen.

Der buddhistische Begriff der „Leere" hat mir sehr geholfen. Leere (shūnyatā) ist kein Vakuum, kein Nichts, sondern bedeutet soviel wie reine Offenheit, ungehindert und spontan; Leere ist auch eng verwandt mit Vergänglichkeit oder Flüchtigkeit (anitya). Und die Buddhisten sagen: Die Wirklichkeit ist leer, es gibt nichts von absoluter Dauer, woran du Halt, worin du Sicherheit finden könntest. Im Diamant-Sutra heißt es: „Das Leben ist wie eine Blase, ein Traum, eine Spiegelung, ein Trugbild." Es geht darum, sich nicht an das Trugbild zu klammern, sondern loszulassen, weil es doch nichts gibt, woran man letztlich Halt fände. Treyas Krebs erinnert mich ständig daran, daß der Tod ein großes Loslassen ist, aber man muß nicht auf den physischen Tod warten, um wirklich loszulassen, jetzt und jetzt und jetzt.

Um den Kreis zu schließen: Wenn man im wahllosen, das heißt von aller Voreingenommenheit freien Gewahrsein lebt, sagen die Mystiker, dann ist das Handeln in dieser Welt ein Handeln ohne Ego, ohne Ichbezogenheit. Oder anders herum: Wenn man dem Ichbewußtsein sterben (es transzendieren) will, muß man dem ichbezogenen, eigennützigen Handeln sterben. Man muß also das tun, was die Mystiker selbstloses Dienen nennen. Man muß anderen dienen, ohne einen Gedanken an das eigene Ich oder an Lob – einfach lieben und dienen, oder wie Mutter Teresa sagt: „Lieben, bis es weh tut."

Anders gesagt, man wird ein gutes Frauchen.

Und da stehe ich also, koche das Abendessen und spüle das Geschirr ab. Versteht mich nicht falsch, ich bin noch weit entfernt von Mutter Teresas Haltung, aber ich sehe mein Helferdasein doch immer mehr als zum selbstlosen Dienen und daher zu meiner spirituellen Entwicklung gehörend, eine Art Meditation des Handelns, des Handelns aus Barmherzigkeit. Ich bin noch kein Meister dieser Kunst, ich jammere und stöhne noch, ich werde auch böse und verfluche die Umstände; und Treya und ich denken manchmal halb im Scherz, halb im Ernst daran, uns bei den Händen zu nehmen, von der Brücke zu springen und diesem ganzen Witz ein Ende zu machen.

Und überhaupt würde ich lieber schreiben.

Aber jetzt, als Belohnung für die Geduld, mit der Ihr diesen langen Brief gelesen habt, und für euch alle, die ihr da draußen als brave Hausfrauen wirkt, werde ich das Rezept meines weltberühmten vegetarischen Chili preisgeben:

Zutaten
2–3 Dosen Kidney Beans (abgetropft)
2 Stangen Bleichsellerie, gehackt
2 Zwiebeln, gehackt
2–3 El. Olivenöl
1–2 Dosen ganze Tomaten
3–4 Knoblauchzehen
3–4 El. Chilipulver
1–2 El. Kreuzkümmel
2–3 El. frische Petersilie
2–3 El. Oregano
1 Dose Bier
1 Tasse Cashewkerne
1/2 Tasse Rosinen (wer's mag)

Öl in großem Topf erhitzen, Zwiebeln darin glasig dünsten, dann Sellerie, grünen Paprika und Knoblauch hinzufügen und etwa fünf Minuten dünsten. Tomaten (mit Saft; Tomaten *zerkleinern) und Bohnen dazugeben, köcheln lassen. Jetzt Chilipulver, Petersilie, Oregano, Bier, Cashews und (evtl.) Rosinen dazu und köcheln lassen; Dauer ganz nach persönlichem Geschmack. Mit frischer Petersilie oder geriebenem Cheddar anrichten.*

Ich weiß nicht mehr, ob Bier schon von Anfang an dazugehörte oder mir irgendwann mal beim Kochen in den Topf geplumpst ist, jedenfalls ist es aus dem Rezept nicht mehr wegzudenken. Das Geheimnis dieses Chili sind die großen Mengen Kräuter.

À votre santé.   *Alles Liebe, Ken*

aus: Ken Wilber, Mut und Gnade.
© deutsche Rechte by Scherz Verlag Bern und München

Literatur:
Wilber K., Mut und Gnade, Scherz, Bern und München 1992

Tausch-Flammer D., Sterbenden nahe sein, Herder, Freiburg 1994

Christophorus Hospiz Verein (Hrsg.), Pflegen bis zuletzt, München 1989

Neysters P. und Schmidt K.-H., Denn sie werden getröstet werden. Das Handbuch zu Leid und Trauer, Sterben und Tod, Kösel, München 1993

Leben bis zuletzt

Paula D'Arcy
Wenn ein naher Mensch in Trauer ist
Wie wir richtig begleiten können
Herder/Spektrum Band 4255

Cicely Saunders
Hospiz und Begleitung im Schmerz
Wie wir sinnlose Apparatemedizin und einsames Sterben vermeiden können
Herder/Spektrum Band 4213

Johann-Christoph Student
Im Himmel welken keine Blumen
Kinder begegnen dem Tod
Herder/Spektrum Band 4071

Richard Lamerton
Sterbenden Freund sein
Helfen in der letzten Lebensphase
Vorwort von Paul Türks
Herder/Spektrum Band 4004

Lothar Jander
Gemeinsam gegen die Verzweiflung
Gespräche über das Leben mit Schwerstkranken und Sterbenden
192 Seiten, Paperback
ISBN 3-451-23122-0

Robert W. Buckingham
Hospiz – Sterbende menschlich begleiten
Menschenwürdig leben im Angesicht des Todes.
224 Seiten, Paperback
ISBN 3-451-23116-6

Enna Pertim
Abschied heißt nicht Ende
Frauen erzählen über den Tod ihres Partners und ihr Leben nach dem Verlust
160 Seiten, Paperback
ISBN 3-451-23105-0

Daniela Tausch-Flammer
Sterbenden nahe sein
Was können wir noch tun?
192 Seiten, Paperback
ISBN 3-451-23097-6

Herder · Freiburg · Basel · Wien

Diane Komp
Liebe reicht ins Land des Schattens
Welche Hoffnung kranke Kinder schenken – Erfahrungen einer
Kinderärztin
128 Seiten, Paperback
ISBN 3-451-23613-3

Heide Häberle/ Dietrich Niethammer
Leben will ich jeden Tag
Leben mit krebskranken Kindern und Jugendlichen
Erfahrungen und Hilfen
272 Seiten, Paperback
ISBN 3-451-23112-3

Heinrich Pera
Sterbende verstehen
Ein praktischer Leitfaden zur Sterbebegleitung
221 Seiten, Paperback
ISBN 3-451-22769-X

Lis Bickel/ Daniela Tausch-Flammer
Wenn ein Mensch gestorben ist –
wie gehen wir mit dem Toten um?
Anregungen und Hilfen
ca. 160 Seiten, Paperback
ISBN 3-451-23693-1

Anne Hosansky
Trauer muß nicht alles sein
Eine Frau findet nach dem Tod ihres Lebenspartners neue
Lebenswege
Aus dem Amerikanischen von Kirsten Okun
ca. 224 Seiten, Paperback
ISBN 3-451-23955-8

Herder · Freiburg · Basel · Wien